Lumira & Timofej Karmatskich
Die Heilgeheimnisse der altrussischen Volksmedizin

Lumira
Timofej Karmatskich

DIE
HEILGEHEIMNISSE
der altrussischen Volksmedizin

Ganzheitliche Wege
zur Stärkung der Gesundheit

INTEGRAL

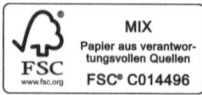

Verlagsgruppe Random House FSC® N001967

2. Auflage
Copyright © 2019 by Integral Verlag, München,
in der Verlagsgruppe Random House GmbH,
Neumarkter Straße 28, 81673 München
Alle Rechte sind vorbehalten. Printed in Germany.
Redaktion: Dr. Anita Krätzer und Herbert Scheubner
Umschlaggestaltung: Guter Punkt, München,
unter Verwendung von Motiven von © Karissa/gettyimages,
(Knoblauch) © scisettialfio/gettyimages (Kräuter),
© b-d-s/gettyimages (Bauch), © danilsnegmb/gettyimages (Honig),
© irkus/gettyimages (Borte)
Satz: Satzwerk Huber, Germering
Druck und Bindung: GGP Media GmbH, Pößneck
ISBN 978-3-7787-9293-3

www.integral-verlag.de
www.facebook.com/Integral.Lotos.Ansata

Inhalt

Einleitung

Der Körper ist ein Universum in sich selbst.

Dass Krankheit eine Menge mit Psyche und persönlichem Lebensstil zu tun haben kann, ist heute unbestritten. Ich selbst habe mich schon in jungen Jahren mit diesem Zusammenhang beschäftigt. Stets habe ich Menschen beobachtet und mir Gedanken darüber gemacht, wie ihr Verhalten ihre Gesundheit beeinflusst und was ihr Befinden von ihrer inneren Welt erzählt. Was im Inneren geschieht, spiegelt der Körper stets nach außen. Das können wir schon an Haltung, Gesichtsausdruck und Bewegung erkennen. Sie zeigen stets an, »wo wir uns gerade befinden« – nicht nur in Gedanken und Gefühlen, sondern auch im Hinblick auf unsere Gesundheit. Sicher hast auch du schon beobachtet, dass jemand über etwas redet, dich von etwas überzeugen will, aber sein Körper etwas ganz anderes signalisiert. Und du spürst intuitiv, dass es in diesem Menschen innerlich ganz anders aussieht, als es nach außen kommuniziert wird.

Dank der unauflösbaren Verbindung zwischen körperlichem und seelischem Geschehen ergibt sich eine wunderbare Möglichkeit: Es gibt immer einen Weg, unseren körperlichen Zustand zu verbessern, nämlich indem wir unseren innerlichen Fokus korrigieren. Unser Körper besteht nicht einfach nur aus Organen, Knochen, Muskeln und Blut. Er ist, wie die moderne, technisch orientierte Medizin es bezeichnet, ein »komplexes System«, aber er ist noch mehr. Unser Körper ist ein ganzes Universum! Wir leben in unserem Körper, aber meistens übersehen wir, wie vielschichtig und intelligent er doch ist. Wir übersehen, wie tief greifend wir mit und durch unseren Körper uns selbst verstehen können.

Ich persönlich glaube, unsere primäre Aufgabe im Leben ist genau dies: mit dem Körper zu kommunizieren und zu lernen, ihn als ein heiliges, göttliches Werkzeug zu gebrauchen, um unsere wahre Natur zu erfahren. Gerade in spiritueller Hinsicht ist es unstimmig, sich nur auf den Geist zu konzentrieren, wie es heute so oft der Fall ist. Ich muss gestehen, auch ich selbst bin dieser Mode eine Zeit lang gefolgt. Die Erfahrung hat mich jedoch gelehrt, dass es uns in Wirklichkeit davon abhält, unseren wahren Kern zu erkennen und alles von ihm abzuschälen, was ein falsches Ich hervorbringt.

Frage dich einmal: Wenn Gott unsere Seele im Körper wohnen lässt, ist es dann wirklich klug, sich ausschließlich auf den Geist zu fokussieren? Gewiss, eines Tages müssen wir diese Welt verlassen. Dann wird unsere Seele nicht mehr in diesem Körper wohnen, und es wird stimmig und selbstverständlich sein, sich ausschließlich mit der geistigen Welt zu beschäftigen. Dies natürlich immer unter der Voraussetzung, dass wir eine unsterbliche Seele haben, die in jener Welt leben wird. Das Leben vor dem Tod aber findet nun einmal in unserem Körper statt. Ich glaube fest, darin liegt ein tiefer, universeller Sinn. *Der Körper ist ein Universum in sich selbst.*

Wenn das Kind die Welt erblickt, wird es als vollkommenes Wesen geboren. Es ist ein göttliches, vollkommenes Wunder. Doch was geschieht? Es beginnt, sich der ihm völlig unbekannten Umgebung anzupassen, und nutzt seine Erfahrungen und Beobachtungen. Es lernt die Menschen kennen und ahmt sie nach. Es bilden sich Glaubenssätze und unbewusste Programmierungen heraus, die im gesamten Leben Gültigkeit besitzen werden. So weit, so gut. Schließlich haben wir alle auf diese Art und Weise gelernt, uns in dieser Welt zurechtzufinden und in ihr zu überleben.

Aber es gibt auch eine Kehrseite. Nehmen wir wieder ein sehr einfaches Beispiel: Das Kind lernt von den Erwachsenen, dass man durch kaltes Wasser kalte Füße und durch Zugluft Schnupfen und Husten bekommt. Später, beim Arzt, heißt es dann oft, es müsse ein Antibiotikum her, damit sich auf die Erkältung »nicht noch ein bakterieller Infekt draufsetzt«: So sei es oft zu beobachten und müsse deshalb vorsorglich ausgeschlossen werden. Mag ja sein, dass es so gekommen wäre, aber weiß man es? Hätten nicht auch mildere Vorsorgemaßnahmen gereicht?

Dieses Beispiel lehrt, wie aus medizinischen Beobachtungen Glaubensmuster und aus Glaubensmustern Empfehlungen und Verhaltensweisen werden, die sich im Lauf der Zeit verfestigen und schließlich sogar selbst zur Ursache gesundheitlicher Probleme werden können. Insbesondere Glaubensmuster, die unkritisch übernommen werden, bilden einen fruchtbaren Boden, auf dem die Angst zu wachsen beginnt. Angst aber ist, wie jeder weiß, ein schlechter Ratgeber. Kein Wunder, wenn auf dem Boden von Verhaltensweisen, die aus Angst erwachsen, auch die Symptome aufzuwachsen beginnen. Besonders dann, wenn einem Kind nicht konsequent beigebracht wird, dass es sehr wohl möglich ist, die eigene Gesundheit auch aus eigener Kraft und eigenem Wissen heraus zu stärken und zu erhalten. Dies unsere Kinder zu lehren ist meines Erachtens die wichtigste Aufgabe von Erziehung.

Ob Kind oder Erwachsener: Entscheidend auf dem Weg zu stabiler Gesundheit sind nach meiner Auffassung ein positives Gedankengut und eine gesunde, natürliche Ernährung. Auf diesen beiden Säulen ruht meine Arbeit als Heilerin und Autorin.

Mein Weg begann, als ich selbst noch ein Kind war. Damals schon haben mich menschliche Schicksale berührt, und ich hatte tief im Inneren das Gefühl, dass ich Menschen helfen kann. Da ich hellsichtig oder, wie es heute heißt, hochsensitiv bin, muss ich mich nicht allein auf das verlassen, was man sieht und anfassen kann. Ich vermag darüber hinaus auf Informationen zuzugreifen, die feiner strukturiert sind und höher schwingen als Stoffliches. Hilfreich ist wohl auch, dass ich von mütterlicher Seite her einer Familie entstamme, in der es über mehrere Generationen hinweg Ärzte gab, während auf der väterlichen Seite Volksheiler im Sinne der altrussischen Tradition wirkten. Es war mir sozusagen in die Wiege gelegt, einen Weg zu gehen, auf dem ich mich in den Dienst von Heilung und Lebenshilfe stellen würde. Meine russisch-ukrainische Großmutter machte mich sogar mit schamanischen Praktiken vertraut, und bei meinem Onkel durchlief ich eine Schulung als Geistheilerin. Zudem absolvierte ich eine Ausbildung als Krankenschwester und arbeitete jahrelang im klinischen Bereich. Auch bei meiner heutigen Arbeit stütze ich mich auf mein erlerntes medizinisches Wissen sowie auf meine klinischen Erfahrungen.

Ein Arzt bewegt sich in der Regel im Rahmen der vorwiegend auf physikalische Zusammenhänge konzentrierten Schulmedizin, selbst wenn er Psyche, Lebenslage, Gewohnheiten, Ernährung, kurz: den gesamten Lebensstil seiner Patienten einzubeziehen bemüht ist. In den seltensten Fällen hat er das Wissen und die Zeit, eine wirklich ganzheitliche

Vorgehensweise zu praktizieren. Seit einiger Zeit beobachte ich jedoch, dass immer mehr Ärzte sich für meine Arbeit interessieren. Gerade auch für sie ist dieses Buch geschrieben worden, und sie dürften insbesondere davon profitieren, dass es in Zusammenarbeit mit einem Arzt entstanden ist.

Hauptsächlich begleite ich meine Klienten auf geistiger Ebene. Dies aber, wie bereits betont, in einem ganz praktischen Sinn: als Anleitung, um den physischen Körper zu hegen, zu pflegen, zu versorgen und selbst zu behandeln. Wenn kranke Menschen mich darum bitten, ihnen eine geistige Übung zu geben, um geheilt zu werden, sehe ich oft, dass ihr Körper durch einen falschen Lebensstil und falsche Ernährung vorgeschädigt ist. Es bedarf dann eines weit praktischeren Ansatzes, als sie selbst meist glauben. »Das kannst du nicht einfach wegmeditieren«, sage ich dann, und dieser Satz hat schon manches Mal für Verblüffung gesorgt – mit anschließendem Erwachen, sobald erkannt worden ist, dass geistig-mentale Arbeit nur in Verbindung mit der Arbeit am Körper die gewünschte Wirkung erzielen kann.

Gesunde Ernährung und ein gedeihlicher Lebensstil, dazu geistig-mentale Arbeit: Das ist die perfekte Kombination, wie ich finde. Also solltest du so viel wie möglich über deinen eigenen Körper lernen. Wo befinden sich die Organe? Wie arbeiten sie? Wie kann ich ihre Entgiftung unterstützen? Ebenso wichtig ist, wie Emotionen und persönlicher Alltag auf den Körper wirken. Was sollte ich an meinem Lebensstil ändern, damit ich meine Gesundheit erhalte beziehungsweise wiedererlange? Das sind grundlegende Fragen, und die Antworten sollten eigentlich schon im Kindergartenalter beigebracht werden! Dann würden die Menschen, spätestens wenn sie in die Pubertät kommen, ihren Körper nicht so gekonnt kaputt machen.

Die altrussische Volksmedizin ist deshalb so wertvoll für moderne westliche Menschen, weil ihre Methoden nicht einfach nur »Krankheit wegmachen«, sondern prinzipiell auf die Stärkung und Erhaltung der Gesundheit zielen. Es sind Methoden, die wir in unseren Alltag integrieren, in unseren Gewohnheiten verankern und auch an unsere Kinder weitergeben können. Kinder lernen leicht, und sie lernen schnell, sich mit einfachen Techniken selbst zu helfen. Zum Beispiel mit Selbstmassagen, die man ihnen spielerisch beibringen und gemeinsam mit ihnen durchführen kann.

Vor einiger Zeit entdeckte ich eine Gruppe russischer Mediziner, die, von der Schulmedizin enttäuscht, sich wieder der russischen Volksheilkunst zuwendeten. Ganz bewusst verbinden sie nun ihre medizinischen Kenntnisse und Erfahrungen als Ärzte mit alternativen Heilmethoden. Ihre Botschaft, auf den Punkt gebracht, lautet: »Ein Arzt kann nur zu einem kleinen Teil zur Heilung beitragen, für den größten Teil muss der Patient selbst sorgen.« Ein Satz, der einerseits ziemlich ernüchtert, andererseits aber Hoffnung macht: Heilung liegt in unserer eigenen Hand!

So fliege ich nun regelmäßig nach Moskau, um mich von diesen Kollegen fortbilden zu lassen. Im Gegenzug bringe ich meine eigenen Erfahrungen als russische Heilerin, die seit vielen Jahren in Westeuropa arbeitet, ein. Mit Timofej Karmatskich schloss ich Bekanntschaft, als ich bei ihm die russische Bauchmassage erlernte. Timofej ist ein überaus kompetenter Facharzt – und eine strahlende Persönlichkeit. Er besitzt die Gabe, auch die komplexesten Zusammenhänge präzise und verständlich zu erklären. Und er ist ein großartiger Heiler, wie es nur eine erwachsene Seele zu sein vermag: jemand, der eine wichtige Botschaft an die Menschen weiterträgt, ein wirklicher Weiser. Ich bin der festen Überzeugung:

Was dieser Mensch leistet, ist viel zu wichtig, als dass man es dem Westen vorenthalten dürfte.

In diesem Buch erfährst du, warum Krankheit nichts Böses ist, sondern einfach die Sprache des Körpers, eine Reaktion auf dein Leben und Erleben. Es ist ein Praxisbuch, das Hilfe zur Selbsthilfe geben soll. Es soll dir zeigen, wie du deinen eigenen Körper besser kennenlernen kannst. Du erfährst, wie die Organe zusammenarbeiten, damit du gesund bleibst. Du erfährst, was ihnen fehlt, wenn dein Körper krank wird, und wie alles wieder ins Gleichgewicht gebracht werden kann. Je besser du deinen Körper verstehst, desto besser kannst du dir selbst helfen und wirst dich nicht mehr so leicht beirren lassen. Krankheit hat immer auch mit unserem Denken zu tun, und unser Denken unterliegt dem Wechsel von Belastung und Entspannung.

Warum nicht in die eigene Gesundheit investieren? Menschen investieren in Geldanlagen, sorgen sich um ihre Rente, aber viel wichtiger ist es doch, ein Gesundheitskonto anzulegen und regelmäßig darauf einzuzahlen! Betrachte das, was dieses Buch dich lehren kann, als Investition in eine gesunde Zukunft, in dauerhafte Bewegungsfreiheit, in strahlendes Aussehen und Leichtigkeit des Körpers. Denn leicht und gesund fühlen wir uns immer, sobald unser Körper es auch ist.

Ich wünsche dir viel Erfolg mit unserem Buch!
Herzlichst

Lumira

Vom Arzt zum ganzheitlichen Heiler

Wir sind Körper, Geist und Seele, und in der Ganzheit können wir wirkliche Heilung erlangen.

Mein Name ist Timofej Karmatskich, ich stamme aus einem Dorf im südlichen Ural. Meine Familie hat über Generationen hinweg immer wieder Mediziner hervorgebracht. Bereits mein Großvater war praktischer Arzt, ebenso mein Onkel und zwei Tanten. Meine Mutter ist Fachärztin für innere Medizin und mein Vater Anästhesist. Schon als Kind stand für mich fest, dass auch ich Arzt werden würde, obwohl nach dem Zusammenbruch der Sowjetunion auch für Ärzte die wirtschaftliche Situation sehr angespannt war. Aber ich durfte erleben, dass meine Eltern gebraucht wurden und hoch geachtet waren, und fühlte mich in meinem Berufswunsch noch bestärkt.

Eine Zeit lang bekam mein Vater als Klinikarzt in der Stadt überhaupt kein Gehalt mehr. Er musste vorübergehend das Krankenhaus verlassen und als Hilfsarbeiter mit schwerer körperlicher Arbeit Geld verdienen, da auch meine Mutter von ihren Patienten nur mit Naturalien, hauptsächlich Quark und Kefir, vergütet werden konnte. Nichtsdestotrotz fuhr Vater fort, die Menschen in unserem Dorf zu behandeln. Er bildete sich ständig fort und bewunderte die Leistungen großer russischer Wissenschaftler in Medizin, Biochemie und Biologie. Die Tischgespräche bei uns zu Hause kreisten um wissenschaftliche Themen. Während meine Schulfreunde sich mit den Mädchen verabredeten, hinter den Garagen ihre Kämpfe austrugen oder Fußball im Hof spielten, saß ich am Schreibtisch und studierte so schöne Dinge wie die Verdauung des menschlichen Körpers.

Mein Vater förderte meinen Berufswunsch, wie er nur konnte. Und er wusste, wie ich zu motivieren war. Als leitender Arzt im städtischen Krankenhaus war er in der Lage, mich bereits als Schüler in den Operationssaal mitzunehmen. Ich weiß, im Westen wäre das undenkbar gewesen. Bei uns jedoch nicht, schon wegen der extremen Personalnot. Immer wieder fehlte jemand, um die chirurgischen Werkzeuge zu reichen. Schließlich durfte ich sogar ein wenig assistieren. Natürlich war ich sehr stolz, in dem Gefühl, auch etwas zur Genesung der Patienten beizutragen. Auf diese Art und Weise war ich bereits als Jugendlicher bei der Versorgung schwerer Wunden und sogar bei Amputationen und Trepanationen anwesend. Eine Blinddarmentfernung war da schon gar nichts Besonderes mehr. Diese frühen Erfahrungen im OP zahlten sich während meines Medizinstudiums aus; ich fühlte mich von Anfang an sicher und niemals fehl am Platz.

Als Student fiel mir aber auch auf, dass es im medizinischen Wissen nicht nur Lücken gibt, die einfach noch nicht gefüllt worden sind, sondern dass manches schon vom Ansatz her nicht passt. An Krankheitsbildern, deren Ursachen nicht eindeutig im Physiologischen liegen, schien mir die Schulmedizin weit weniger interessiert zu sein als an Erkrankungen, die sich gezielt mit pharmazeutischen Präparaten, Technik und Chirurgie behandeln ließen. Während meiner klinischen Tätigkeit lernte ich die dadurch gezogenen Grenzen auch praktisch kennen, und ich war nicht bereit, sie als naturgegeben hinzunehmen. Deshalb bildete ich mich in alternativen Verfahren fort und begann auch, sie in der Klinik einzuführen. Damit aber stieß ich nicht unbedingt auf Gegenliebe. Ich erinnere mich an einen Fall, als ich in der Neurologie arbeitete. Ich empfahl einem Patienten, täglich Oliven- oder Leinöl einzunehmen. Obwohl anerkannt wurde, dass dies völlig harmlos ist, wurde meine Initiative rigoros gestoppt mit der Begründung, dass es weder notwendig sei noch der Vorschrift entspreche. Solche Erfahrungen ließen mich erkennen, dass ich auf Dauer nicht Klinikarzt bleiben konnte.

Ob Osteopathie, Kinesiologie oder autogenes Training: Ich befasste mich mit allem. Schließlich kündigte ich, um nach Mexiko zu gehen. Dort arbeitete ich mit Schamanen der toltekischen Tradition. Das war eindrucksvoll und erweiterte meinen Horizont. Es ließ mich aber nicht das finden, was ich eigentlich suchte: ein ganzheitliches Heilsystem, geeignet für Menschen der heutigen Zeit. Auch erkannte ich, dass ein Wissenssystem allein unmöglich alles erklären kann. Fortan suchte ich nach einer Synthese, die alle Aspekte der menschlichen Konstitution abdeckt: die physischen wie die psychischen und auch die »energetischen«. Die Entwicklung einer in sich stimmigen, holistischen Betrachtungsweise wurde zu meinem persönlichen Weg als Mediziner und Heiler. Dies unter der Voraussetzung und mit dem Ziel, dass wahre Heilung immer auch Selbstheilung ist!

Lass es mich in den Worten eines meiner schamanischen Lehrer sagen: »Wenn der Mensch aus seiner Kraft geraten ist, wird er krank.« Damit ist gemeint: Sobald die natürlichen, selbstregulierenden Kräfte des Organismus geschwächt sind, entwickelt dieser Organismus zwangsläufig Befindlichkeitsstörungen, möglicherweise sogar eine schwere Krankheit. Wie immer sich das auch symptomatisch niederschlägt – die Störung muss ganzheitlich erfasst und behandelt werden, in all ihren Schichten und Aspekten, damit wirkliche Heilung erfolgen kann.

Als ich nach Russland zurückkam, begann ich mich konsequent mit den überlieferten Heiltraditionen meiner eigenen Heimat zu beschäftigen. Zunehmend wurde mir bewusst, dass die altrussische Volksmedizin ein einzigartiger Schatz ist. Hier finde ich die beste, stimmigste Grundlage für natürliche Heilverfahren, die den Menschen in Europa optimal entsprechen.

Seither habe ich mein Wissen stetig vertieft und erweitert. Es bildeten sich Schwerpunkte heraus. Als Arzt liegen sie auf dem Gebiet der Neurologie, als Naturheiler auf dem Gebiet der Reflextherapie und der Wiederherstellung durch einen gesunden Lebensstil. Ich glaube, dass ich mit dieser Spezialisierung, meinen eigenen Fähigkeiten entsprechend, den Menschen bestmöglich helfen kann. Und es ist eine hervorragende Basis, um mit meiner Kollegin und Freundin Lumira zusammenzuarbeiten.

Viel Freude bei der Arbeit mit unserem Buch!

Timofej Karmatskich

Die altrussische Volksmedizin: ein Überblick über Theorie und Praxis

Heiler und Mediziner sind für
unsere Beschwerden zuständig,
wir selbst für unser
Wohlergehen.

Die altrussische Volksmedizin hat tiefe Wurzeln, die Tausende Jahre zurückreichen, und sie hat viele Einflüsse in sich aufgenommen. So zahlreich wie die Völkerschaften in unserem Land, so vielfältig sind auch die Heilmethoden unserer Vorfahren. Doch sie haben eines gemeinsam: Sie sind einfach und praktisch, durchdrungen von einem tiefen Verständnis für die menschliche Natur. Der Mensch wird noch in seiner Vollständigkeit wahrgenommen: als Körper, Geist und Seele, als göttliches Wesen, verbunden mit allem, was ist. Die moderne Medizin dagegen hat sich auch in Russland dieser Sichtweise mehr und mehr verschlossen. Sie hängt weitgehend einem Theoriegebilde an, das den Körper in seine unterschiedlichen Teile zerlegt, und dementsprechend teilen sich Spezialisten für jeden Teilbereich die Arbeit untereinander auf. Bei allen

Vorteilen, die das mit sich bringt, geht dabei doch der Blick auf die Ganzheit verloren.

Die Volksmedizin im alten Russland war ein völlig selbstverständlicher Teil des täglichen Lebens. In jeder Ortschaft gab es Menschen mit Befähigung zum Heilen. Oft waren es Frauen, die ihr Wissen von Generation zu Generation überlieferten. Sie waren nicht nur für Geburtshilfe zuständig, sondern für alle möglichen Leiden, sowohl beim Menschen als auch bei den Tieren. Sie kümmerten sich nicht nur um den Körper, sondern auch um die Seele der Kranken, und weil sie das Vertrauen der Menschen genossen, auch um das harmonische Miteinander aller.

Diese Volksheiler der alten Tradition gibt es auch heute noch. Ihre Dienste werden sogar wieder stärker nachgefragt, nicht zuletzt deshalb, weil sie ihr Wissen endlich wieder öffentlich teilen können, ohne Angst, dafür bestraft zu werden. So wird das alte medizinische Können wiederentdeckt und auch mit modernen Methoden vereint. Das ist schon deshalb wichtig, weil wir verstärkt zivilisatorisch bedingte Umwelteinflüsse in Betracht ziehen müssen. Die althergebrachten Methoden müssen an die heutigen Lebensverhältnisse angepasst werden, um die moderne Medizin optimal ergänzen und bereichern zu können. Indem wir beides miteinander verknüpfen, wird auch heute funktionieren, was früher funktioniert hat.

Um die altbewährten Methoden wiederzubeleben, greifen wir in unserem Buch nicht nur auf alles zurück, was davon in unseren jeweiligen Familien überliefert wurde. Wertvolle Anregungen fanden wir auch in alten Schriften, zum Beispiel die im Folgenden beschriebene Behandlung, die als exemplarisches Beispiel dienen mag, bevor wir systematisch ins Thema einsteigen. Sie gibt einen ersten Geschmack von dem, was die Leserinnen und Leser dieses Buches erwartet. Und sie betrifft ein typisches Zivilisationsleiden: den Hexenschuss und Gelenkprobleme im Allgemeinen.

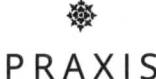

PRAXIS

Die Person wurde bequem im Liegen platziert und ihr Körper komplett mit Heu bedeckt – mit Ausnahme der schmerzenden Stellen.

Auf diese freie(n) Stelle(n) wurden Körner gelegt, mit denen man Hühner füttert. Anschließend ließ man diese Körner durch Hühner von der Haut des Patienten picken. Was geschieht bei dieser Prozedur? Es bilden sich an den Stellen, die von den Hühnern »bearbeitet« werden, kleine Hämatome. Darauf kamen Kompressen mit Kräutern und Salben, die die Durchblutung und den Stoffwechsel fördern.

Selbstverständlich ist dies kein Verfahren, das jeder sofort anwenden kann, der an Gelenkschmerzen leidet. Wir möchten es auch nicht unbedingt jedem empfehlen! Es geht, wie gesagt, um einen Vorgeschmack vom dem, was dich hier und da in diesem Buch erwartet. Du bist also gewarnt …

»Sind sie nicht hart, die Russen?«, wirst du jetzt vielleicht denken. »Das sind doch die Verrückten, die Löcher ins Eis schlagen, um im Winter baden zu können!« Nun, solche Reaktionen müssen wir wohl hinnehmen. Aber ist nicht auch im Westen Medizin oft bitter, wie schon das Sprichwort besagt?

Statt bittere Chemie mit süßem Zucker für die Zunge zu

maskieren, wäre es vielleicht doch manchmal angebrachter, die Zähne zusammenzubeißen, um eine ganz natürliche Kur über sich ergehen zu lassen. Bei allem, was wir in diesem Buch empfehlen werden, lassen wir uns nicht davon leiten, wie bequem, sondern wie wirksam es ist. Und du darfst erwarten, dass wir die Wirkung ganz genau erläutern! Schon aufgrund der harten Lebensbedingungen in alter Zeit war es das Ziel aller Volksmediziner, den Menschen so schnell wie möglich wieder auf die Beine zu stellen. Übrigens nicht nur in Russland! Das Maß der Unbequemlichkeit, welches eine leidende Person zu akzeptieren bereit ist, um wieder gesund zu werden, hängt im Allgemeinen von der Intensität ihres Wunsches ab, wieder zu gesunden. Wenn jemand unter heftigsten Verdauungsstörungen leidet, mag er durchaus auch bereit sein, sich seine Bauchdecke von Hühnern »piksen zu lassen«.

An die Sauna hat sich der mitteleuropäische Mensch mittlerweile ja gewöhnt. Sauna ist ein weiteres gutes Beispiel für unsere Arbeitsweise, bei der es in der Regel darum geht, Reize zu setzen, um den Organismus vor eine positive Herausforderung zu stellen, damit er mit Selbstheilungsreflexen reagiert. Die traditionelle russische Banja dient – ganz modern ausgedrückt – nicht so sehr dem Wellness-Gedanken als vielmehr der Reflextherapie. Auch davon wird noch ausführlich zu reden sein.

Ein Wort noch zum Eisbaden. Natürlich wird auch in Russland ein kranker Mensch nicht ins kalte Wasser gesteckt! Aber um vorzubeugen, und die beste Vorbeugung gegen Erkältungskrankheiten ist immer noch die Abhärtung, gilt wohldosierte Kälte als das Mittel der Wahl. In manchen sibirischen Gebieten, etwa im Altai, werden sogar heute noch Babys ganz kurz ins Eiswasser getaucht.

Im Westen immer beliebter wird auch die Honigmassage. In Russland ist die therapeutische Verwendung von Bienenprodukten verschiedenster Art seit je gang und gäbe. Nicht nur Honig, auch Propolis, Gelée royale, Pollen und Bienenwachs werden als Heilmittel für spezifische Anwendungen eingesetzt. Honig ist Bestandteil von Heiltinkturen, Salben und Ähnlichem. In der Apitherapie (abgeleitet von *apis*, Biene, also die medizinische Anwendung von Bienenprodukten) werden beispielsweise Bienen auf die kranken Stellen gesetzt. Ihre Stiche rufen Schwellungen hervor, die eine Ausleitung schädlicher Stoffe herbeiführen und somit zur Besserung beitragen. Das jedoch sollte Spezialisten vorbehalten bleiben und kann in einem Selbsthilfebuch nur erwähnt werden.

Eine der wichtigsten altrussischen Therapien ist das »Bauchrichten«. Sinn und Zweck ist es hier, die Bauchorgane wieder an ihren richtigen Platz zu bringen. Nach einer Geburt, nach schwerem Heben, auch bei pathologischen Störungen können sich die Bauchorgane verschoben haben und finden nicht von allein wieder in ihre angestammte Position zurück. Das Bauchrichten schließt eine Lücke, die von der konventionellen Medizin komplett offen gelassen wird. Das Mittel der Wahl dabei ist die Schröpftherapie. Dafür verwendete man früher Tongefäße. Mithilfe von Hitze wird ein spürbarer Unterdruck erzeugt, sodass sich das Gefäß auf der Haut festsaugt. So wird zunächst ebenfalls ein Hämatom, letztlich aber eine Verbesserung der Durchblutung und des Lymphflusses bewirkt. Nicht nur gesenkte oder verschobene Organe können gerichtet, sondern auch Verwachsungen gelöst werden.

Auch das »Knochenrichten« wurde praktiziert, schon lange bevor man von Chiropraktik und Osteopathie zu sprechen begann. Es gab immer schon Heiler, die sich darauf

spezialisierten, und denen man diese Behandlung auch überlassen sollte.

Den Frauen wurden nach der Geburt von den Hebammen
an Bauch und Hüften mit einer speziellen Wickeltechnik
Leintücher straff für mehrere Tage oder sogar Wochen angelegt. So unterstützte man eine schnelle Regeneration des
Bindegewebes.

Natürlich finden wir in der altrussischen Volksmedizin
auch zahllose Rezepturen mit Kräutern und anderen Na-
turstoffen wie Ton, Salz, Gewürzen sowie gewöhnlichen Lebensmitteln, die allerdings besonders zubereitet werden.

Dem meisten von dem, was in diesem Querschnitt durch
die altrussische Volksmedizin Erwähnung fand, begegnest
du in den einzelnen Kapiteln dieses Buches wieder, und zwar
in ausführlicher, praktisch anwendbarer Form. Dazu gehört
eine Therapie, die auch in Westeuropa über viele Jahrhunderte verschrieben wurde, dann aber weitgehend in Verges-
senheit geriet. Wir meinen die Hirudotherapie, das Ansetzen
von Blutegeln. Nein, Blutegel sind durchaus keine glitschi-
gen Ekeltiere. Sie sind ein wahres Wunder der Natur! Der
Wunderwurm saugt nicht nur giftige Stoffwechselprodukte
ab, sondern injiziert auch noch einen Cocktail heilsamer
Wirkstoffe in das Blut des Patienten. Damit nicht genug: Er
sendet auch ultraschallähnliche Frequenzen in das Gewebe.
In Russland sagt man, Blutegel »besingen« die menschlichen
Organe. Hirudotherapie kann sowohl eine drohende Krankheit abwenden als auch Krankheiten heilen. Manche Menschen reagieren vorher mit Ekel, aber das vergeht meist schon
bei der ersten Behandlung. Man spürt sogleich, wie wohltuend es ist, und fühlt nur noch Dankbarkeit gegenüber diesem kleinen, so hilfreichen Tierchen. In Moskau, bei unseren
Ausbildungen, wo Hirudotherapie gelehrt wird, bekommen

die Teilnehmer einen Blutegel auf den Bauchnabel gesetzt. Anschließend nehmen sie »ihren« Blutegel mit nach Hause, um ihn zu pflegen und für weitere Anwendungen am Leben zu erhalten. Niemand von ihnen möchte dann noch, dass er getötet wird, nachdem er einmal seinen Dienst verrichtet hat. Leider ist das hierzulande in Praxen von Spezialisten oft der Fall.

Interessant zu wissen: Wenn Tiere in freier Natur von einem Blutegel gebissen werden, kratzen sie ihn nicht ab. Spüren sie intuitiv, dass er ihnen nutzt? Irgendwann fällt er ohnehin von selbst ab. Der Biss fühlt sich ähnlich an wie der Stich einer Brennnessel, aber das Brennen hört rasch auf, da der Egel eine schmerzlindernde Substanz von sich gibt.

Piksen, Klatschen, Vibrieren, Drücken, kalte und heiße Anwendungen, Kompressen, Massagen, Schröpfen, Hirudotherapie: All das können wir unter den Begriff Reflextherapie stellen; alles, was reizt und den Stoffwechsel in Bewegung bringt, was erschüttert oder zusammenzieht und anschließend entspannt, was in Fluss bringt und abfließen lässt. Die altrussische Volksmedizin beruht zu einem ganz bedeutenden Teil auf der Wirksamkeit dieser Reflextherapie.

Abschließend an dieser Stelle noch ein Wort zur Berücksichtigung der Psyche. Alle manuellen Methoden wurden traditionell mit Gebeten und Ritualen unterlegt. Das Haus des Kranken wurde mit Räucherwerk zeremoniell gereinigt. Die Familie musste fasten und alles mitmachen, was die Heilerin oder der Heiler anordnete. Auch in diesem Sinn kehren viele

Russen heute wieder zu den alten Traditionen zurück. Hier, in diesem Buch, konzentrieren wir uns auf den therapeutischen Aspekt im modernen Sinn, und es ist dir selbstverständlich ganz und gar freigestellt, deine eigenen geistig-spirituellen Praktiken zur Unterstützung einzubringen. Viele Anregungen dazu, die auf das Leben in Westeuropa abgestimmt sind, findest du im Übrigen in anderen Büchern Lumiras.

Der Körper ist ein eigenes Universum

Unser Körper ist unser universelles Instrument,
durch das wir in der Lage sind,
uns selbst zu erfahren.

Wie im Ayurveda und in der Traditionellen Chinesischen Medizin wird auch in der altrussischen Medizin ein körperliches Symptom nicht nur als körperliches Geschehen betrachtet. Stets sind weitere Faktoren und Ebenen zu berücksichtigen. Nicht nur im philosophischen, sondern auch im ganz wörtlichen Sinne gehen wir davon aus, dass alles im Universum miteinander verbunden ist. Jedes Ereignis hat Ursache und Wirkung – und damit einen Sinn. Nichts geschieht rein zufällig. Allem ist eine Gesetzmäßigkeit unterlegt. Unsere innere und unsere äußere Welt sind eins, und jedes äußerliche Symptom hat auch eine innere Ursache, als Geschehen auf den drei Ebenen von Körper, Geist und Seele. Von daher passt der uralte Spruch: »Wie innen, so außen.«

Unser Körper ist ein intelligentes, göttliches Universum, ein einzigartiges, sehr wertvolles Gefäß, in dem unsere Seele wohnt. Der Körper ist vergänglich, die Seele ewig – was aber nicht bedeutet, dass die Seele wertvoller als der Körper sei. Da der Schöpfer uns einen Körper gegeben hat, macht es Sinn, diesen Körper auch gründlich kennenzulernen, um bewusst in und mit ihm leben zu können. Unser Körper ist demnach das primäre Instrument, mit dessen Hilfe wir in der Lage sind, uns selbst zu erfahren. Die Seele spricht mit uns durch den Körper, indem sie sich durch Empfindungen ausdrückt – vor allem durch Wohlgefühl und Schmerz. Körperliche Beschwerden sind Signale der Seele, um Korrekturen in unserem Leben und Streben vorzunehmen.

Wenn Krankheit eintritt, sollten wir uns also fragen: Worüber beschwert sich der Körper? Auf welche Ebene will er unsere Aufmerksamkeit lenken? Körperliche Beschwerden deuten immer auf einen Konflikt auch in Geist und Seele hin. Unsere Aufgabe ist es, diesen Konflikt als Wegweiser anzunehmen, und wenn wir ihn lösen, schenkt uns das immer auch einen Schritt persönlichen Wachstums und innerer Entwicklung. Indem wir lernen, unseren Körper zu spüren, ihn zu verstehen und auf seine Beschwerden einzugehen und Krankheit zu heilen, erkennen wir somit auch unsere Natur als vieldimensionale Wesen.

Beginnen wir mit der fassbarsten Dimension, der Materie: eben unserem Körper selbst. Was ist Materie? Es gibt dazu so manche intelligente Theorie. Doch wirklich zu erklären, was Materie ist, bis auf den Grund alle Fragen zu klären, die damit zusammenhängen, kann niemand. Müssen wir es überhaupt? Immerhin sind wir in der Lage, mit dem, was wir wissen, so vernünftig zu arbeiten, dass es unserer Gesundheit nützt.

Eines aber sollten wir uns doch klarmachen: Materie ist nicht so dicht, wie es unserem Auge erscheint. Unser Körper besteht aus Billionen Zellen. Jede Zelle wiederum aus

Molekülen, jedes Molekül aus Atomen. Und das Atom? Unsere wissenschaftlichen Instrumente sagen uns, dass der Raum, den es einnimmt, nur zu einem winzigen Bruchteil aus seinem Kern und den um ihn kreisenden Elektronen besteht. Rein wissenschaftlich gesehen, ist die atomare Welt zu fast einhundert Prozent leer. Ist es aber nicht merkwürdig, dass die Materie somit fast nur aus »Nichts« besteht? Und bitte was ist es, das dieses »Nichts« ausmacht? Energie, Geist?

Solange unser Körper gesund ist, fühlen wir uns in der Regel auch emotional und mental wohl. Wir sind voller Energie, wir sind be-geist-ert. Die alten Lateiner sagten: »In einem gesunden Körpern wohnt ein gesunder Geist.« In Russland sagt man noch heute: »In einem reinen Körper wohnt ein reiner Geist.« Damit wird ein oft übersehener Zusammenhang von handfester gesundheitlicher Art hergestellt: Je giftfreier der Körper, desto freier kann die universelle Energie zirkulieren und sich zum Wohl des ganzen Menschen ausdrücken. Denn Geist ist letztlich Energie, und Energie will in Fluss sein. Dazu braucht sie eine Form, in der sie zirkulieren kann: Das ist die Materie unseres Körpers als ein ganz eigenes Universum. Deshalb geht die altrussische Volksmedizin davon aus, dass eine Störung im System prinzipiell von innen her geheilt werden muss. Somit wird auch klar, warum jeder Mensch letztlich selbst dafür zuständig ist, wieder heil und ganz zu werden. Und warum Heilung stets auch mit innerer Entwicklung zu tun hat. Heiler und Ärzte können immer nur Helfer sein. Wie gesagt: Ein kleiner Teil liegt bei den Ärzten, der Großteil bei den Patienten. Deshalb auch der Vorrang der Prophylaxe gegenüber der Behandlung in unserem Buch. An dieser Stelle steigen wir ein ins Thema »Reinigung«: Reinigung des Körpers *und* des Geistes.

Reiner Körper – gesunder Körper

Das Wissen um die überragende Bedeutung des Säure-Basen-Haushalts für unsere Gesundheit ist heutzutage Allgemeingut. Welche Nachteile hat es aber zur Folge, wenn der Körper übersäuert ist? Und welche Vorteile, einen »basischen« Körper zu haben?

Stell dir einen See mit klarem, sauberem Wasser vor, natürlich schön und strahlend im Licht des Tages. So sollte es auch mit unserem Körper sein! Nimm das durchaus ganz wörtlich: Frisches, klares Wasser ist basisch und gesund.

Stell dir jetzt vor, an diesem See wird eine Fabrik gebaut. Man beginnt, aus dem See Wasser zu entnehmen, es industriell zu verwenden und ungeklärt wieder hineinzupumpen. Es wird nicht lange dauern, und das Leben in unserem See beginnt sich grundlegend zu verändern. Bakterien tummeln sich, und es wachsen Algen. Wenn es ganz schlimm kommt und sich die Algen explosionsartig vermehren und einen erstickenden Algenteppich auf der Wasseroberfläche bilden, beginnt das Wasser zu »blühen«. Ein komischer Ausdruck in diesem Zusammenhang, nicht wahr? Endlich hört die Fabrik auf, weiteres Wasser abzupumpen, weil schlicht und ergreifend kein Wasser mehr da ist. Der See hat sich inzwischen in eine schleimige, saure Masse verwandelt. Da fühlen sich alle Mikroorganismen wohl, die lebensfeindlich im Sinne von organschädlich sind: Schimmel, Viren, Bakterien. Die sind jetzt die Herren des Territoriums.

Ein grausames Bild, nicht wahr? Aber was für uns Menschen noch grausamer ist: Ganz ähnlich geschieht unserem Körper, wenn er übersäuert, indem das Wasser in uns sauer wird, weil wir Jahr für Jahr ungesundes Essen zu uns nehmen. Was uns übersäuert, wissen wir sehr gut: Kaffee, Schwarztee,

Alkohol, Zucker, Mehl, Hefe, Milchprodukte, Fleisch, Fisch, Eier. Fast Food und zuckerhaltige Getränke sind wahre Säurebomben. Säure bildende »Produkte« des modernen Lebens sind aber auch Stress und Bewegungsmangel, Unzufriedenheit und negative Gefühle. Schon sind wir wieder bei der Verbindung zwischen Körper, Geist und Seele.

Erwähnt werden müssen hier, schon der Vollständigkeit halber, auch Umweltfaktoren, die besonders tückisch sind: Pestizide, Fluoride, Hormone, Nitrate, Schwermetalle, Klärschlamm, radioaktive Stoffe und nicht zuletzt die Rückstände von Arzneimitteln, die uns doch eigentlich gesund machen sollten. Sie finden wir mittlerweile überall im Leitungswasser und zunehmend in Lebensmitteln. Hinzu kommen zu viel Elektrosmog und Lärm, zu viel Fernsehen und Mikrowelle, zu viel Handybenutzung und Sitzen vor dem Monitor gehören ebenfalls dazu.

Je weniger wir von diesen Dingen in unserem Leben haben, desto besser sind unsere Chancen, gesund und ausgeglichen zu bleiben oder es wieder zu werden – auf allen Ebenen. Ein basischer Körper ist wie ein sauberer See. Rein und klar, hell und heil. Ein Geschenk für die Welt!

Verweilen wir, auch wenn es wehtun sollte, um die Sache wirklich auf allen Ebenen klarzustellen, noch ein wenig bei gewissen »inneren Produkten« des Körper-Geist-Seele-Universums, genannt Mensch. Auch sie lassen uns buchstäblich »versauern«.

Wir meinen den ganz alltäglichen, allgegenwärtigen Psychomüll, dem wir uns wie selbstverständlich aussetzen, solange wir ihn nicht bewusst, entschlossen und Schritt für Schritt aus unserem Leben entsorgen: kumulierter Stress durch Reizüberflutung, private und/oder berufliche Überlastung mit der daraus folgenden Unzufriedenheit, das Sichallmählich-Hineinsteigern in Groll, Wut und Hass. Auch die Angst vor kleinen und großen Dramen und Katastrophen, die erst durch unsere innere Beschäftigung mit ihnen zu ernsten Problemen werden. Viele subtile, ungelöste Probleme, denen wir uns nicht stellen, weil uns das Wissen, das Selbstbewusstsein oder einfach die mitmenschliche Hilfe abgehen – das alles übersäuert uns und schaltet Selbstzerstörungsmechanismen: ein-aus, ein-aus. Typisch für dieses stressige Hin und Her auf der Achterbahn innerer Kommentare und Dialoge sind ein Mangel an Selbstwertgefühl, Selbstzweifel, Schuldgefühle, Schuldzuweisungen. Und so weiter und so weiter.

Auch negativer Sprachgebrauch tut der Psyche nicht gut!

Ja, all das macht uns sauer und krank. Deshalb bleibt es eine lebenslange Aufgabe, immer wieder gegenzusteuern.

Wir möchten betonen, dass es uns nicht darum geht, durch ein drastisches Bild zu schockieren. Nur ist das kein Bild, es sind Tatsachen. Schockierende Tatsachen. Ob von außen oder von innen her bedingt (oder beides, was meistens der Fall ist): Alles, was soeben aufgeführt wurde, ist unserer Gesundheit abträglich und lässt unter anderem Keratome, Papillome, Herpes, Schuppen, Warzen, Pickel, Furunkel und andere Hautveränderungen entstehen. Jetzt werden die inneren Schädigungen sichtbar, dabei sind die Voraussetzungen schon längst gelegt, in Körper und Geist.

Achte deshalb auf die Signale deines Körpers! Es sollte nicht erst zu gravierenden gesundheitlichen Störungen kommen, bevor du gegensteuerst. Klar sein sollte dir auch, dass die Robustheit deines Immunsystems nicht von irgendwelchen Nahrungsergänzungsmitteln abhängt, sondern in allererster Linie von Ernährung und Lebensstil. Es wäre naiv, darauf zu hoffen, irgendein Spezialist könnte dich ohne dein

Zutun nachhaltig kurieren. Verändere dein krank machendes Leben! Und fange mit ganz einfachen Maßnahmen an: spazieren gehen, ausreichend schlafen, sich genügend Bewegung verschaffen, Wasser trinken, schädliche Mittel weglassen. Beschreitest du diesen Weg, kommst du von ganz allein auf weitere Maßnahmen, die dir helfen werden. Und selbst die großen, jetzt als noch so schwierig erscheinenden Dinge werden allmählich ganz einfach und natürlich. Es ist eine Freude, gesund zu leben, und keine Last.

Das kannst nur *du*! Das liegt allein in *deiner* Verantwortung!

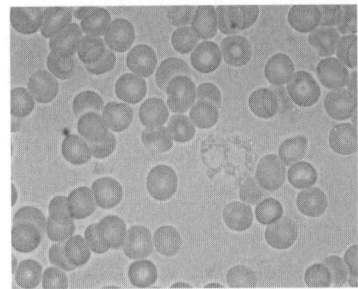
Blut im Normalzustand

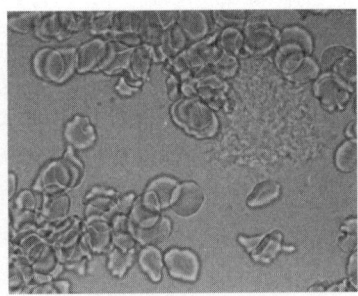
Blut bei zu wenig Flüssigkeitszufuhr

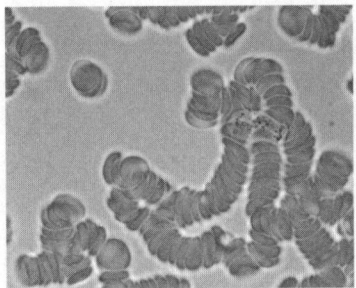
Blut bei Übersäuerung

TIPPS

- Wenn unser Körper in einem optimalen Gleichgewicht, also basisch ist, können wir sehr lange leben und bleiben gesund. Je »verschmutzter« wir von innen her sind, desto mehr Krankheiten und Störungen entwickeln wir.

- Unser Immunsystem wird wesentlich durch den Darm bestimmt. Also sollten wir unseren Darm rein und aufgeräumt halten und unsere Ernährung so zusammenstellen, dass sie uns nicht belastet, sondern sanft reinigt, aufbaut und Kraft gibt. Es ist wie mit deiner Wohnung: Es reicht nicht, einmal im Jahr zu putzen, sondern es steht mindestens wöchentlich an. Siehe dazu das Kapitel »Ungünstige Mischungen und persönliche Unverträglichkeiten«.

- Eine große Rolle spielt das Trinken. Trinke ab jetzt täglich reines Wasser, möglichst körperwarm. Trinke morgens gleich nach dem Aufstehen zwei große Gläser. Dann 20 Minuten warten, bis gefrühstückt wird. Anfangs wirkt es sehr treibend. Aber nach und nach beginnen die Körperzellen, das Wasser für die Zellen und ihre Prozesse zu nutzen. Verteile die Gesamtmenge Trinkwasser über den ganzen Tag. Rechne deinen täglichen Wasserbedarf aus: Pro 35 Kilogramm Körpergewicht brauchen wir einen Liter Wasser.

- Oft übersehen, aber hochwichtig: unsere psychische Verfassung. Ein einziger Wutanfall macht nicht nur seelisch, sondern auch körperlich sauer! Chronischer Stress ist ein One-Way-Ticket in das gesundheitliche Notstandsgebiet. Und unverarbeitete seelische Probleme sind eine tickende Zeitbombe.

Das Bindegewebe – unsere wichtige Körperstütze

Bindegewebe ist Stützgewebe, und um seine Aufgabe zu erfüllen, braucht es gesunde Zellen und gesunde Zwischenzellsubstanz. Was nicht jeder weiß: Bindegewebe kommt in allen Organen vor.

Gesundheit und Aussehen eines Menschen hängen in hohem Maß vom Zustand des Bindegewebes ab.

Wie bereits erklärt, sammelt sich im Körper über die Jahre eine Schreckensmenge von Giften an. Und wir sollten nicht vergessen, dass auch auf der mentalen Ebene vieles geschieht, das ebenfalls wie Gift wirkt – und von dort aus nicht nur auf die Seele, sondern auch auf den Körper. Auf körperlicher Ebene ist das Bindegewebe sozusagen der große Staubsauger, der alles einsammelt, was nicht gebraucht wird oder sogar schädlich ist – sowohl das Grobstoffliche als auch das Feinstoffliche. Irgendwann ist der »Beutel« voll, und das ist durchaus wörtlich zu verstehen. Und wenn der Beutel nicht geleert wird, beginnt der »Beutel« sich zu dehnen. So entstehen beispielsweise Tränensäcke, aber nicht nur um die Augen herum bleibt buchstäblich etwas hängen. Es ist doch klar: Je mehr Müll sich im Bindegewebe ansammelt, desto saurer und toxischer wird es dort. Damit der Körper sich nicht durch die Toxine selbst vergiftet, versucht er sich zu retten, indem er Wasser im Bindegewebe sammelt, um die Toxine zu verdünnen. So schwillt er im Lauf der Jahre mehr und mehr an.

Was wir nicht sehen, weil es sich im Verborgenen abspielt: Innere Organe beginnen sich zu senken, da sie nur von einem gesunden Bindegewebe gestützt werden können. Es geht also nicht nur um rein ästhetische Effekte an Gesicht, Hals, Dekolleté, Brüsten, Po, Bauch, Rücken, Armen usw. Sichtbar werden kann es überall, unsichtbar bleiben aber auch. So wächst still und heimlich ein enormes Gesundheitsrisiko heran: Wenn Niere, Darm, Magen, Beckenorgane sich zu senken beginnen, wirkt sich das unweigerlich auf Befinden und Vitalität aus und damit auf die Lebensdauer eines Menschen.

Wenn ein Mensch schon um die vierzig beginnt, sich ernsthaft Sorgen um sein Aussehen zu machen, sollte er sich zudem fragen, warum er sich nun auch schlechter fühlt. Äußerliche Auswirkungen mögen sich eine Weile kaschieren lassen. Wahrscheinlich wird alles nur umso schlimmer, weil das tiefer liegende Problem ignoriert wird und man sich auf Symptombehandlung verlässt. Gewisse Maßnahmen müssen in immer schnellerem Rhythmus erfolgen. Immer mehr Menschen greifen schon in jungen Jahren zu Schönheitsoperationen. Was aber wird in fünf Jahren sein? Und erst in zehn? Vom Risiko, sich durch unqualifizierte chirurgische Behandlungen und häufiges Aufspritzen ungewollt verunstalten zu lassen, ganz zu schweigen.

Dabei wäre die Lösung doch so einfach: Wir sollten uns lieber gesund ernähren, schädliche Umwelteinflüsse tunlichst meiden und an unserer mentalen Gesundheit arbeiten, um intern weniger Stoffwechselabfall zu sammeln. Und wir sollten unseren Körper regelmäßig reinigen. Dann können wir lange jung und vital bleiben und uns wegen unseres guten Aussehens bewundern lassen.

Gerade der inneren Reinigung wird in der russischen Volksmedizin eine tragende Rolle zugewiesen. Dazu gehören regelmäßige Fastenkuren in Verbindung mit ausleitenden Kräutern. Entsprechende Lebensmittel, auch gewisse natürliche Nahrungsergänzungsmittel, stehen aber auch hierzulande zur Verfügung, um das passende Programm für sich selbst zusammenzustellen. In dem Buch *Jung und schön mit Lumira* wird ausführlich und praktisch auf dieses Thema eingegangen. Da es von großer Wichtigkeit ist, wollen wir hier wenigstens einige grundsätzliche Hinweise geben.

TIPP

Maßnahmen zur inneren Reinigung am besten immer bei abnehmendem Mond durchführen.

Dein Geburtstag als Nullpunkt

Außer dass mit jedem neuen Kalenderjahr ein neues Geschäftsjahr beginnt, ist mit dem westeuropäischen Neujahrstag eigentlich nichts Bedeutsames verbunden. Gleichwohl gibt es jede Menge kommerzieller Rituale, die uns suggerieren, es begänne tatsächlich etwas Neues. So gesehen, ist der ganze Zauber wieder nur ein Zeichen der fortschreitenden Loslösung des modernen Alltags von den natürlichen Rhythmen des Lebens. In alter Zeit hingegen bestimmten die kosmischen Rhythmen den Weg des Menschen durch den Jahreslauf. Der Frühling stand für (Neu-)Geburt, Sommer für Jugend und Vitalität, Herbst für Reife und Ernte, Winter für Ruhe und Weisheit, auch für den Tod als Nullpunkt und Beginn eines neuen Zyklus.

Der natürlich gegebene »Nullpunkt« für den Menschen ist selbstverständlich seine Geburt. Wann und wo der Mensch geboren wird, ist von grundlegender Bedeutung für sein Horoskop. An dieser Stelle werden wir uns Einzelheiten dazu ersparen. Wir möchten aber doch festhalten, dass es gemäß altrussischer Weisheit kosmische Zusammenhänge gibt, die dem Geburtstag eines menschlichen Wesens Bedeutung für seine gesamte Existenz verleihen.

Demzufolge steht der Mensch an jedem Geburtstag gleichsam wieder »am Nullpunkt«. Seine Seele zeigt sich berührbar für alles, was ihrer Entwicklung dient. Dementsprechend verletzbar könnte sie jetzt auch auf negative Strömungen reagieren. Früher hat man sein Geburtstagsdatum für sich behalten, um sich an diesem Tag ungestört sammeln und ihn optimal nutzen zu können. Auch für uns ist es einen Gedanken wert, ob es nicht viel sinnvoller wäre, sich all die Dinge, an denen wir arbeiten wollen, an unserem Geburtstag vorzunehmen statt an Neujahr. Vielleicht kommen uns hilfreiche Strömungen zugute, wenn wir nur offen und bereit sind, sie zuzulassen und in uns aufzunehmen.

TIPPS

- Plane um deinen Geburtstag herum keine großen körperlichen Anstrengungen, keine Operationen, die nicht sehr dringend sind, auch keine komplizierten Behandlungen und Untersuchungen.

- Für Feiern und Partys gibt es den Namenstag. Und wenn du keinen Namen hast, dem ein besonderer Tag gewidmet ist, was ja bei immer mehr Menschen vorkommt, dann nimm dafür einen Tag, an dem du etwas sehr Schönes für dein ganzes Leben erfahren hast.

- Wie wäre es, wenn man sich am Geburtstag, den ja doch alle kennen, von seinen Freunden etwas Hilfreiches für seine Gesundheit wünscht? Oder, wenn man sowieso alles hat, dass man um Geld bittet, um es einer Organisation zu spenden, die sich um Gesundheit und Wohlergehen in den armen Ländern dieser Welt kümmert?

- Erlebe deinen Geburtstag ganz bewusst, kehre in die Stille ein und in die Verbundenheit mit deiner persönlichen Lebenswelt.

- Wende deine Gedanken in Richtung Zukunft. Fokussiere dich auf das Wesentliche, auf etwas, das wirklich wichtig ist. Ein Ritual nach deinem persönlichen Geschmack kann helfen, sich mit dem eigenen Inneren zu verbinden.

- Dein Geburtstag könnte der erste Tag sein, um künftig auf etwas zu verzichten, das dich belastet und vergiftet – körperlich und mental.

An deinem Geburtstag wirst du energetisch neu geboren! Die vitale und mentale Energie baut sich wieder auf. Sechs Monate nach dem Geburtstag befindest du dich am energetischen Optimum. Das ist die Zeit, um etwas Größeres, Schwieriges anzugehen. Danach bewegt sich der Zyklus wieder in Richtung Abbau. Je näher man nun wieder an seinen Geburtstag kommt, desto sorgfältiger sollte man mit den eigenen Kräften umgehen und sich seiner Gesundheit widmen.

Das Leben sitzt
im Bauch

Dein Bauch ist dein Leben.

Russisches Sprichwort

Um dieses Sprichwort ganz zu verstehen, muss man wissen, dass »Bauch« und »Leben« im Altrussischen durch ein und dasselbe Wort bezeichnet wurden (*zhivot*). Treffender könnte nicht ausgedrückt werden, dass im Bauch über Gesundheit wie Krankheit, letztlich über Leben und Tod entschieden wird. Der Fluss der vitalen Energie hat im Bauch seinen Ursprung – und sein Ende.

Wir können es auch so ausdrücken: Befindlichkeitsstörungen haben immer auch mit Blockaden zu tun, egal auf welcher Systemebene sie auftreten, und immer wird auch der Bauch eine Rolle dabei spielen. Zudem sind Art und Ursprung der Beschwerden am und im Bauch abzulesen. Konsequenterweise müssen wir also den Bauch in den Mittelpunkt unserer Betrachtungen stellen. Auch wenn es aus wissenschaftlicher Sicht nicht logisch erscheinen mag: Selbst wenn es im Fuß zwickt oder im Ohr kneift, sollte man zuerst den Bauch anschauen.

Stressen wir uns krank?

Stress ist die Universalwährung, in der jeder zahlt, um die sogenannten Segnungen des modernen Lebens zu genießen. Gedanken macht man sich sehr wohl darüber, aber auch die richtigen Gedanken? Weißt du eigentlich, wie Stress sich auf deine inneren Organe auswirkt? Um es von vornherein klarzustellen: Stress ist nicht unbedingt etwas Schlechtes. Stress ist zunächst eine ganz natürliche Reaktion des Körpers auf eine Reizung von außen. Eine Reaktion, die uns von Natur aus eingepflanzt wurde, und zwar als Selbstschutzmechanismus. Gäbe es keine Stressreaktion, wären wir alle schon längst nicht mehr da! Es passiert ja ständig etwas – das gehört zum Leben. Unweigerlich reagieren wir auf Schocks mit Stress. »Kämpfen oder flüchten!« Das ist der Mechanismus, mit dem der Mensch seit je auf Gefahr und Bedrohung reagiert, darin unterscheiden wir uns nicht ein bisschen von unseren ältesten Vorfahren.

Immerhin wissen wir heute viel besser als sie, was dann in unserem Inneren geschieht. Durch die Stressreaktion schüttet der Körper bestimmte Hormone aus, die helfen sollen, mit der Situation fertigzuwerden. Das klingt einfach und gut, wird in der Komplexität des modernen Lebens aber oft zum Problem. Das Leben in der Wildnis war hart, aber Stress war in der Regel eine vorübergehende Erscheinung. Alle durch die Stressreaktion ausgeschütteten Stoffe wurden gebraucht und auch verbraucht. Eine Gazelle grast friedlich, plötzlich kommt ein Gepard in Sicht. Sie läuft weg, und entweder schafft sie es, oder sie wird gefressen. Nach einer Viertelstunde spätestens ist der Stress weg, so oder so ...

Wie anders ist das heutzutage! In Stresssituationen werden Adrenalin und Noradrenalin ausgeschüttet, die uns stark und belastbar machen sollen. Einige Minuten später wird Cortisol ausgeschüttet, das den Körper vor den ungünstigen Folgen einer längeren Maximalaktivierung durch Adrenalin schützen soll und gleichzeitig für eine längere erhöhte Wachsamkeit auf niedrigerem Niveau sorgt. Außerdem antizipiert die Körperintelligenz mögliche Beschädigungen des Organismus, und das Gehirn schaltet die Produktion von Puffersubstanzen frei, die Gefäße und Gewebe schützen sollen.

Da psychologische Belastungssituationen heutzutage chronisch auftreten, werden auch unsere Stressreaktionen chronisch. Die Natur hat es so eingerichtet, dass der Mensch nach einem heftigen Stress abschaltet und sich entspannt. Dafür bietet uns das heutige Leben aber nicht unbedingt die notwendigen Voraussetzungen. Nicht umsonst sprechen wir vom »ewigen Stress«. Den machen wir uns aber auch selbst. Wir denken nicht nur, wir grübeln auch. Wir sind nicht nur kurzfristig wütend, sondern entwickeln dauerhaften Groll. Eine Stresssituation löst die andere ab, womöglich Tag und Nacht. Ein Teufelskreis mit der Folge, dass der Pegel der Stresshormone dauerhaft zu hoch ist – und krank macht. Kein Wunder, angesichts ständiger Überreizung durch immerwährendes An- und Abschalten energiefressender Systeme, die eigentlich nur für Extremsituationen gedacht sind!

Nun kommen wir zum Bauch: Solange der Stress anhält, wird automatisch die Arbeit des gesamten Verdauungssystems heruntergefahren, damit genügend Energie für die Teile des Körpers zur Verfügung steht, die uns bei Angriff oder Flucht das nackte Überleben sichern sollen: Im Moment des »Kämpfens« oder »Flüchtens« ist die Verdauung unwichtig. Das Blut schießt aus dem Bauch zu Muskeln, Herz und Lunge. Alle Gefäße im Bauchbereich verspannen sich in der Folge und bleiben verspannt, solange die Stressreaktion anhält.

Die ganze Wahrheit ist, dass chronischer Stress nicht nur psychologisches Gift ist, sondern auch unsere physischen Organe massiv schädigt: Speiseröhre, Magen, Dünndarm, Dickdarm, Gallenblase, Gallengänge, Leber, Bauchspeicheldrüse, Niere sind chronisch verkrampft, dazu sämtliche Gefäße. Ja, es kann sogar dahin kommen, dass sich manche Organe ganz und gar »abmelden«.

Essen wir uns zu Tode?

Stress ist ein nimmersatter Energiefresser und führt zwangsläufig zu einem erhöhten Verbrauch an Vitalstoffen. Wir alle kennen es doch: Sind wir im Stress, entwickelt der Körper Appetit (nicht Hunger!) und andere Gelüste. Geben wir der Versuchung nach, ist der Hunger – der echte Hunger – schneller wieder da, als dass der Körper hätte verdauen können, was wir ihm inzwischen zugemutet haben. Da wir unserem Körper selten wirklich gesunde, befriedigende Nahrung gönnen, kommt es zu einer absurden und gefährlichen Situation: Wir hungern uns bei vollem Bauch langsam zu Tode. Wo es an den richtigen Baumaterialien fehlt, ist Abbau eine natürliche, wenn auch tragische Folge. Kein Wunder, wenn wir uns »daneben« fühlen. Wir stehen ja auch neben uns, in einem sehr tiefen und umfassenden Sinn.

Es ist gefährlich zu sagen, dass Fast Food und die üblichen Genussmittel unsere Gesundheit nicht stärken. Sie schwächen sie! Um mit dem, was ihnen dann zugeführt wird, überhaupt einigermaßen fertigzuwerden, müssen unsere Zellen an ihre Energiespeicher gehen. Fast Food und Genussmittel führen dem Körper nicht nur keine hochwertigen Vitalstoffe zu, sie rauben sie ihm sogar noch.

Wenn du ehrlich und aufmerksam mit dir selbst umgehst, wirst du es an dir selbst beobachten können: Je ungesünder du isst, desto hungriger wirst du. Das ist der Grund, warum so viele Menschen viel zu viel und viel zu oft essen. Sie verkürzen damit tendenziell ihr Leben, zumindest ihr Leben in Gesundheit. Was wir essen, entscheidet vorrangig darüber, ob wir gesund oder nicht sind, wie klar wir geistig bleiben und wie lange wir leben. An dieser Stelle erfolgt oft ein verlegenes, protestierendes Augenrollen. Aber warum eigentlich? Gesund zu essen muss doch nicht bedeuten, mengenmäßig wie ein Vogel und geschmacklich wie ein Asket zu essen. Freude beim Essen zu empfinden, wahre Freude, wird dagegen erst so richtig möglich, wenn wir genügend, aber nicht zu viel, und gesund, aber schmackhaft essen. Es ist möglich, du wirst sehen. Bleibe bei uns, lies weiter!

Sättigung der Körperzellen

Wie und wodurch sättigt sich eine Körperzelle? Die Antwort ist recht einfach: Indem sie die erforderliche Menge an Vitalstoffen aufnimmt und einsetzt. Dafür benötigt sie, wie jedes lebende System, eine möglichst ideale Umgebung. Womit wir wieder beim Säure-Basen-Haushalt des Körpers wären. Ist das Bindegewebe sauer, wird die Aufnahmefähigkeit der Zelle geschmälert. Selbst wenn wir ihr die nötigen Vitalstoffe geben, kommt sie damit nicht weit, ohne dass wir auch ihre Umgebung verbessern. Und wenn wir uns darauf beschränken, den Mangelzustand durch Nahrungsergänzungsmittel zu kompensieren, werfen wir auch noch unser Geld zum Fenster hinaus.

Im Folgenden werden wir uns deshalb ausführlich mit körperlichen Reinigungsprozessen beschäftigen.

Es geht am Anfang immer darum, bestimmte Ablagerungen und Säuren aus dem Körper herauszubekommen, damit unsere Zellen ihre Funktion als Meister des Stoffwechsels optimal erfüllen können.

Vorher aber noch ein Wort zu all jenen, die meinen, es »nicht nötig zu haben«, weil sie ja keine Verdauungsprobleme kennen: Wir alle haben es nötig, und das Wunderwerk unseres Körpers hat es verdient, dass wir ihm unsere volle Aufmerksamkeit schenken, gerade auch dann, solange es uns (noch) gut geht! Ebendas ist Prophylaxe, und die liegt uns ganz besonders am Herzen.

Druck im Bauch
bedrängt das Leben

Üppiges Essen ist
eine Katastrophe für den Bauch.

Russische Weisheit

Ein weiteres Sprichwort aus unserer Heimat besagt: »Den Bauch hast du vorne, damit du es sehen kannst, wenn du dich überfrisst.« Riechen kann man es natürlich ebenfalls. Natürlich lässt jeder Mensch Luft raus, das ist ganz normal. Die Bayern, nie um eine volkstümliche Ausdruckweise verlegen, sagen: »Wenn's Arscherl brummt, ist's Herzerl g'sund.« Recht haben sie – aber nur, wenn es tatsächlich Luft ist, was da herausdrückt, und kein giftiges Gas. Ein übler Geruch zeigt an, dass das, was rauswill, tatsächlich giftig ist. Das ist dann nicht urgesund, sondern ungesund. Und auch noch peinlich.

Aufruhr im Darm

Im Darm bilden sich auf ganz natürliche Weise Gase wie Stickstoff, Kohlendioxid und Wasserstoff. So weit, so gut. Doch unter Umständen kommt es auch zur Bildung toxischer (giftiger) Gase. Nicht toxische Gase sind nahezu geruchsneutral, toxische dagegen riechen unangenehm. Somit können wir selbst auf ganz einfache und zuverlässige Weise beurteilen, wie gesund die Verdauungsprozesse in unserem Darm sind.

Zur Neutralisierung toxischer Gase muss der Körper Ressourcen einsetzen, die er normalerweise für Reinigungsprozesse bräuchte. Ohne zusätzliche Hilfe liegt die körpereigene Reinigung des Darms dann brach. Und das ist nicht alles. Eine spezifische Wirkung toxischen Gases im Darm ist, dass die Kapazität zur Aufnahme von Vitaminen, die der Körper nicht selbst herstellen kann, ganz beträchtlich gesenkt wird.

Weitere bedenkliche Folgen des Problems sind für die »guten«, das heißt probiotischen Bakterien, die den Darm besiedeln sollen, zu erwarten. Sie sorgen für eine gesunde Darmflora und damit für eine funktionierende Verdauung. In einer Umwelt voller giftiger Gase können sie sich schwerlich entfalten und erhalten. Im schlimmsten Fall werden sie gezwungen, ihr Territorium ganz aufzugeben, zugunsten von Fäulnisbakterien, die sich stattdessen bilden und vermehrte Gärungsprozesse verursachen. Ein Teufelskreis!

Je mehr Gase sich jetzt sammeln, desto mehr Druck wird von innen her erzeugt. Somit werden die Darmwände gedehnt. Ein natürlich geformter Darm ähnelt einem Wellrohr mit Falten und Furchen. Dadurch vergrößert er seine Oberfläche enorm, ohne den Rauminhalt, den er im Bauch benötigt, zu steigern. Wenn der Darm nun aber von innen her »aufgeblasen« wird, benötigt er auch entsprechend mehr Platz. Das führt dazu, dass der Darm sich vorn aus dem Körper herauswölbt; im Extremfall sieht es so aus, als habe die Person extrem viel Fett vorn zwischen den Hüftknochen. Dabei ist Druck von innen her die Ursache, nicht äußeres Fett.

Eine weitverbreitete Unkenntnis hinsichtlich dieser Tatsachen liefert einen Grund dafür, dass wir alle möglichen Arten moderner Diäten machen und womöglich auch abnehmen, aber das Volumen des Bauches ändert sich nicht ein bisschen. Umgekehrt muss eine Rückbildung des Bauchvolumens nicht mit einer Gewichtsveränderung einhergehen. Gase wiegen praktisch nichts! Sobald wir natürlich essen und richtig verdauen, reguliert sich die Menge des Gases im Darm von ganz allein. Der Druck lässt nach, und der Unterbauch wird wieder flach.

Es ist aber keineswegs nur eine Frage der Ästhetik. Wenn der Darm anfängt, sich wegen des blähenden Gases auszudehnen, beginnt er nämlich auf alles zu drücken, was ihm im Weg ist. Je stärker die Aufblähung, desto höher ist der Druck im Bauch, und desto größer ist die Beeinträchtigung der Funktion der benachbarten Organe. Das betrifft auch Blutgefäße und Gewebe! Schauen wir uns an, was im Bauch worauf drücken kann und welche Konsequenzen es für unsere Gesundheit hat.

Zwerchfell

Als Erstes drückt der aufgeblähte Darm auf die Organe unmittelbar darüber: Leber, Gallenblase, Magen und Bauchspeicheldrüse. Wir spüren es womöglich gar nicht, aber spätestens wenn der Druck beim Zwerchfell ankommt, wird das anders. Das Zwerchfell ist eine Muskelplatte, die den Bauchraum vom Brustraum trennt. Indem sie sich beim Atmen auf- und ab bewegt, öffnet sie beim Einatmen die Lunge und drückt beim Ausatmen die Luft und das venöse Blut hinaus. Wenn aber der Darm darunterliegende Organe nach oben drückt, weil er übermäßig viel Raum benötigt, wird es auch

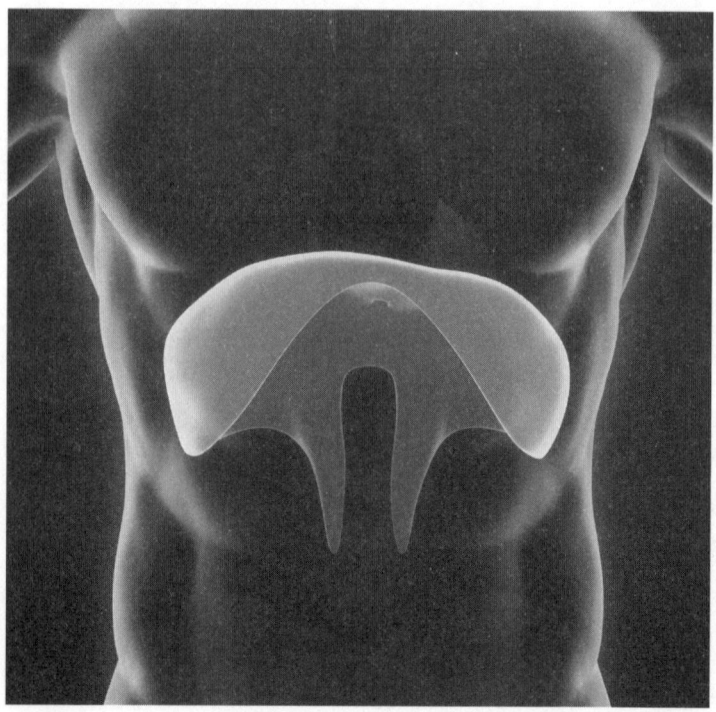

Anatomie des Zwerchfells

für das Zwerchfell eng. Seine Bewegungsamplitude nimmt ab, die Atmung wird »flach«. Das heißt, die gesunde Bauchatmung wird eingestellt, weil die unteren Lungenpartien sich beim Einatmen nicht öffnen, wie es normalerweise sein sollte, um dem Körper genügend Sauerstoff zuzuführen.

Ist es nicht faszinierend, was die Natur alles bedacht hat, als sie das Zwerchfell als natürliches Massagegerät vorsah? Es fungiert als Pumpe im Dauereinsatz, die alle benachbarten Organe in Bewegung und in gesundem Zustand hält – 24 Stunden am Tag, unser ganzes Leben lang, dank des Atems. Wir sollten deshalb alles dafür tun, dass unser Zwerchfell intakt bleibt und seine Nachbarorgane ihre natürliche Funktion ausüben können. Hinzu kommt: Wenn das Zwerchfell nicht optimal arbeitet, steigt die Anfälligkeit für alle Arten schädlicher Keime – wie Viren, Bakterien, Pilze und Parasiten.

Lunge

Der Druck, den der aufgeblähte Darm ausübt, wird an die Lunge weitergereicht. Sie braucht in besonderem Maße Bewegungsfreiheit, um einen ständigen Luftaustausch zu gewährleisten. Sonst wird sie anfällig für Infekte, und sobald sich ein entzündlicher Prozess dazugesellt, etwa eine Bronchitis oder gar eine Lungenentzündung, werden erstens die Stoffwechselprozesse verlangsamt, und die Genesung vom Infekt verzögert sich. Zweitens beginnen sich Verklebungen zu bilden, weil sich die Lunge nicht genügend öffnet. Das kann sowohl innerhalb der Lunge als auch außerhalb geschehen, etwa in den Räumen zwischen den Lungenflügeln und den anliegenden Rippen.

Verklebungen im Bindegewebe

Verklebt (»verwächst«) etwas miteinander, medizinisch Adhäsion genannt, bildet sich besonders starkes Bindegewebe heraus, ähnlich wie bei Vernarbungen. Verklebungen können sowohl zwischen Organen als auch in und an ihnen entstehen. Mit der Zeit zieht dieses starke Bindegewebe das umgebende Gewebe zu sich heran, es entsteht eine ungesunde Spannung. Bei Kindern kann sich das besonders nachteilig bemerkbar machen, da der übrige Körper des Kindes weiterwächst, der verklebte Bereich aber nicht mitkommt. Im Lungenbereich führt das unter Umständen dazu, dass der Brustkorb sich nicht richtig entwickelt.

Skoliose

Wenn Druck und Spannung im betroffenen Bereich so stark werden, dass die Rückenmuskeln die ihnen zugeordneten Wirbel und Rippen nicht mehr in ihrer natürlichen Position halten können, entstehen Verformungen und Krümmungen im Bewegungsapparat. Womöglich endet das in der gefürchteten Skoliose.

Im Kindesalter nimmt die Veränderung in der Regel in einer Bronchitis, schweren Erkältung oder Lungenentzündung ihren Ausgang. Die Rückenmuskulatur hält die Wirbelsäule zwar bis zu einem gewissen Alter in ihrer normalen Position, aber während der Zeit des aktiven Wachstums wird sie irgendwann nicht mehr mit der Spannung fertig, die von den Verwachsungen ausgeht. Oder sie beginnt sich einfach aufgrund einer Schwächung der Muskeln zu deformieren. Gleichzeitig bildet sich häufig eine kompensatorische Muskelrolle auf dem Rücken: Das sind die angespannten Muskeln, die gegen die Schwierigkeit ankämpfen, das Skelett trotzdem in der richtigen Position zu halten.

Es ist also kein Wunder, wenn Methoden, die eine Skoliose von außen her zu behandeln suchen, nicht die erhoffte Wirkung entfalten. Die Ursache liegt hier tief im Inneren. Wird Skoliose diagnostiziert und dabei eine harte Muskelrolle auf dem Rücken entdeckt, folgert man gleichwohl nicht selten, dass die chronisch verspannten Muskeln die Ursache der Skoliose seien, und rät deshalb dringend zur Entspannung der Muskeln.

Im Grunde versucht der Körper aber nur, eine Notlösung zu finden, indem er durch Muskelaufbau die Wirbel an Ort und Stelle zu halten sucht, um dem ganzen Körper einen Halt zu ermöglichen. Entspannen wir diese Muskelrolle also, während die eigentliche Ursache der Verkrümmung bestehen bleibt, beginnt die Wirbelsäule zu »schwimmen«, das heißt, sie biegt sich noch weiter von der Körperachse weg.

Nackenverspannungen

Infolge des Verlusts der Bauchatmung beginnt die Atmung, den oberen Lungenbereich weiter zu öffnen. Um genügend Luftvolumen aufzunehmen, müssen die Schulterblätter und Schultern angehoben werden, was seinerseits nicht ohne Folgen bleibt: Mit der Zeit kommt es zu einer chronischen Verspannung der Muskeln im Nacken-, Schulter- und Halsbereich.

Chronische Kopfschmerzen

Eine chronische Anspannung der Muskelpartien im Hals-Nacken-Bereich führt dazu, dass auf die Venen, die das Blut vom Kopf wieder nach unten führen, ein Druck ausgeübt wird. Als Folge stagniert das venöse Blut außerhalb und innerhalb des Gehirns. Solche Patienten haben oft geschwollene Gesichter, sie klagen über Schwere im Hinterkopf, Kopfschmerzen sowie Schlafstörungen.

Akuten Beschwerden kann durch Massage abgeholfen werden, dies aber nur vorübergehend und nicht in allen Fällen. Wir müssen auch hier in Rechnung stellen, dass der Grund für die Beschwerden nicht in der Körperzone mit den Symptomen, sondern im weit entfernten Darm liegt. Sobald von unten her nicht mehr auf Zwerchfell und Lunge gedrückt wird, kommt nach einiger Zeit normalerweise alles wieder in Ordnung. Da diese Zusammenhänge wenig bekannt sind, reagieren Kopfschmerzpatienten oft überrascht, wenn sie statt Massagen und Tabletten Empfehlungen zur richtigen Ernährung und zur Darmreinigung erhalten.

HINWEIS

Es sei nachdrücklich darauf hingewiesen, dass Kopfschmerzen viele Ursachen haben können. Hier sprechen wir über den oft verkannten Zusammenhang mit der Darmgesundheit. Auch verspannte Muskeln, eine Krümmung der Wirbelsäule, eingeschränkte Atmung und so weiter können darauf zurückzuführen sein, allerdings auch andere Ursachen haben, etwa äußere Einwirkungen wie einen Unfall oder tägliches stundenlanges Sitzen ohne vernünftigen Bewegungsausgleich.

Masseure und Physiotherapeuten tun immer ihr Bestes, aber auch immer nur das, was sie gelernt haben! Wir plädieren für ein tieferes, umfassendes Verständnis des Körpers als ein System, das auf vielschichtige Weise in die Ganzheit von Körper, Seele und Geist eingebunden ist. Arzt und Patient sollten ein betroffenes Organ stets in seiner Beziehung zum gesamten Körper betrachten und zugleich auch die psychische Verfassung und die Lebensumstände sowie die Lebensführung des Patienten mit einbeziehen. Es reicht nicht, einen Wirbel oder die Bronchien zu behandeln, ohne zu verstehen, was uns deren Symptome über das »Universum Mensch« sagen.

Herz

Natürlich wirkt der von unten her ausgeübte Druck aus dem Bauch sich auch auf das Herz aus. Es wird dann durch das unmittelbar unter ihm liegende Zwerchfell in Mitleidenschaft gezogen. Infolgedessen hängt es nicht mehr frei über

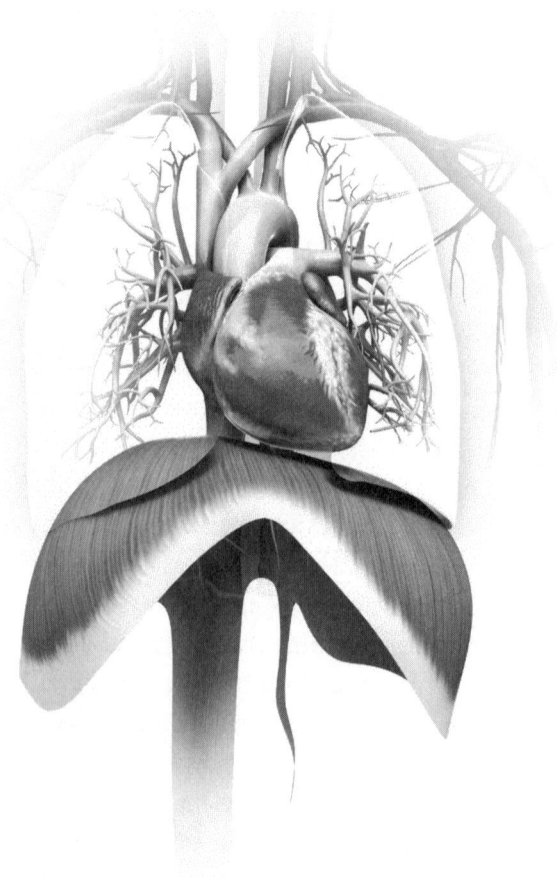

Herz-Kreislauf-System und Zwerchfell

dem Zwerchfell, wie es normal wäre, sondern liegt ihm oben-
auf. Seine eigenen Gefäße und auch die Hauptnerven, die zu
ihm hinführen, werden gepresst und gebeugt. Gerade Nerven reagieren empfindlich auf Druck; es ist ja ihre Aufgabe,
unangebrachte äußere Einflüsse zu melden.

Wird dieser unnatürliche Zustand chronisch, kann das zu Herzrhythmusstörungen (Extrasystolen, Arrhythmien), im schlimmsten Fall zu Herzstillstand im Schlaf führen. Warum gerade im Schlaf? Ebendeshalb, weil der Inhalt des Bauchs in horizontaler Position sowieso schon in die Brusthöhle und damit enger aufs Herz gedrückt wird. Während man sich mit einem aufgeblähten Darm im Sitzen und Stehen vielleicht noch normal fühlt, sollte man sich also nicht wundern, falls man schwer Luft bekommt, sobald man sich hinlegt. Hohe Kissen mögen vorübergehend Erleichterung bringen, aber irgendwann wird man an die Wurzel des Problems gehen müssen.

Auch Treppensteigen, ja sogar einfaches Bücken mögen Schwierigkeiten bereiten, die nicht – jedenfalls nicht unmittelbar – auf Herz- und Lungenprobleme zurückgehen müssen, sondern ihre einfache Ursache in einem Blähdarm haben können.

Leber

Direkt unter dem Zwerchfell liegt die Leber. Sie befindet sich zum größten Teil im rechten Oberbauch und verläuft keilförmig mit ihrem linken Lappen in dessen linke Hälfte. Normalerweise bewegt die Leber sich beim Ausatmen leicht mit dem Zwerchfell nach oben, beim Einatmen dann wieder nach unten. Währenddessen wird sie vom Zwerchfell leicht massiert, und Lymphe, venöses Blut und Gallensaft werden dabei aus ihr herausgedrückt. Sie selbst hat keine Muskeln, von daher ist die pumpende Bewegung des Zwerchfells durch das Atmen für ihre Entleerung unerlässlich. Durch die beschriebenen Verhältnisse im Darm wird dieser lebenswichtige Mechanismus gestört. Die »Pumpe« ist nicht mehr effektiv, und es kommt zu Stauungs- und Stagnationsprozessen.

Dann verbleiben venöses Blut und Lymphe in der Leber, statt abtransportiert zu werden, und dieses an sich schon große Organ schwillt noch an. Eine vergrößerte Leber kann unterhalb des Rippenrands durch Abtasten festgestellt werden. Man vergegenwärtige sich: Die Leber übt mehr als 200 Funktionen aus! Es ist sehr schwierig, exakt festzustellen, was genau da beeinträchtigt ist. Deshalb sollte möglichst verhindert werden, dass es überhaupt dazu kommt.

Kritisch wird es, wenn aufgrund einer angeschwollenen Leber nicht mehr genügend Galle aus ihr abfließen kann, denn dann werden die ohnehin schon beeinträchtigten Verdauungsprozesse nochmals ungünstig beeinflusst. Weitere Blähungen sind die Folge und noch mehr Stauung des Galleflusses: Schon haben wir wieder einen Teufelskreis! Medikamentös den Abfluss zu stimulieren verspricht wenig Erfolg; die Patienten können unter Umständen monatelang spezielle Medikamente und Kräuter einnehmen, aber es wird und wird nicht besser.

Die beschriebene Stauung von Lymphe und venösem Blut trägt ihrerseits zur allgemeinen Übersäuerung des Körpers und zur lokalen Überlastung der Leber bei. Wieder verschwendet der Körper wertvolle Ressourcen, um diesen »stehenden Säuresumpf« zu verdünnen und auszuleiten. Betroffene leiden oft unter einem Gefühl der Schwere in der rechten Seite des Oberbauchs.

Die Leber hat auch einen starken Einfluss auf unser Hormonsystem, indem sie Hormone zerlegt und metabolisiert (verstoffwechselt). Eine überlastete Leber vermag dieser wichtigen Aufgabe aber nicht zufriedenstellend nachzukommen. Nicht ordnungsgemäß abgebaute Hormone führen tendenziell zu Hormonstörungen, zum Beispiel bei Frauen hinsichtlich des Menstruationszyklus. Die Blutungen verlaufen schmerzhaft, auch wird von Schmerzen in den Brüsten berichtet. Gewichtszunahme an Hüften, Gesäß und Oberschenkeln sowie Cellulite sind ästhetisch unerwünschte Folgen. Selbst übermäßige Gesichts- und Körperbehaarung kann seine Ursache hier haben, ebenso wie Akne, fettige Haut und fettiges Haar, sogar Haarausfall an der Kopfhaut.

Halten die Stauprozesse des Gallensaftes lange an, wird die Galle dickflüssig wie Zahnpasta, danach entsteht »Sand« und schließlich »Steine«. Durch eine Operation kann man gleich alles zusammen »loswerden« – inklusive Gallenblase. Bevor man sich jedoch dafür entscheidet, sollten alle Möglichkeiten konservativer Behandlung geprüft werden. Wie immer geht es letztlich um die Feststellung der eigentlichen Ursache des Leidens, und dafür sollten Arzt und Patient sich einer ganzheitlichen Betrachtungsweise öffnen.

Und Eltern sollten wissen: Der Zustand der Leber hat zentrale Bedeutung für das Wohlbefinden besonders der kleinen und kleinsten Kinder. Bei Neugeborenen und während des ersten Lebensjahres nimmt die Leber ungefähr die Hälfte des Bauchraums ein! Somit ist sie den Folgen von Blähungen besonders ausgesetzt. Die Kinder reagieren darauf fast augenblicklich. Dabei können starke Kopfschmerzen einsetzen, das Kind schreit und schreit, ohne sich beruhigen zu lassen. Auch kann es zu Durchfällen kommen, die eine grünliche Färbung annehmen.

Abschließend sei in diesem Zusammenhang noch auf das wichtige Thema der Allergien hingewiesen. Es ist eine wichtige Aufgabe der Leber, das Blut zu reinigen. Aus dem Darm kommt bei ihr alles an, was an Rückständen aus ungesunden Nahrungsmitteln im Körper verbleibt, also auch diverse Allergene. Nur eine robuste, gesunde Leber kann dem Körper dabei helfen, diese so weit abzubauen, wie es nur möglich ist. Eine Leber mit verminderter Funktion ist dazu gar nicht in der Lage – oder nur für gewisse Zeit. So kommt es dazu, dass ein Mensch »plötzlich« zum Allergiker werden kann. Das ist aus ganzheitlicher Sicht ebenso wenig erstaunlich wie die Tatsache, dass gewisse Arzneimittel, die er daraufhin schluckt, wiederum die Funktion der Leber, die bereits ohnehin schon müde und belastet ist, nochmals herabsetzen. In besonders gravierenden Fällen, also bei Patienten mit schweren Leberschädigungen (Hepatitis, Leberzirrhose oder Verfettung der Leber), können die Blähungen den Krankheitsverlauf nochmals verschlimmern.

Tröstlich zu wissen: Unsere Leber besitzt eine enorme Regenerationsfähigkeit. Es ist in den seltensten Fällen zu spät für eine Änderung der Ernährungs- und Lebensweise. Andererseits: Eine fortdauernde Funktionsbeeinträchtigung des Zwerchfells, auch durch Blähungen hervorgerufen, untergräbt auch bei diesem so robusten, lebenswichtigen Organ die Fähigkeit zur Selbsterneuerung.

Magen

Kommen wir zu dem Organ, durch das alles geht, was wir mit dem Mund in uns hineinlassen. Dass es nicht nur die sprichwörtliche Liebe sein kann, erkennen wir schon an den diversen unnötigen Leiden, die wir unserem Magen zumuten.

Selbst wenn es mittlerweile langweilen sollte: Auch unser Magen leidet sehr, wenn wir Blähungen haben. Er ist ja keineswegs nur, wie viele zu glauben scheinen, ein Muskel, der sich dehnt und zusammenzieht, je nachdem, wie viel wir zu uns genommen haben, um alles dann möglichst rasch weiterzuleiten, damit wir uns nicht mehr so »voll« fühlen müssen. Ohne Hilfe des Zwerchfells ist übrigens auch die Leistungsfähigkeit des Magens nicht so, wie sie sein könnte und sollte. Die Auf-und-ab-Bewegung des Zwerchfells soll auch dem Magen eine natürliche Selbstmassage verschaffen, um seinen Inhalt bewegen zu können. Wie in einer Flasche, die mit Flüssigkeit gefüllt ist und nur ein wenig hin und her bewegt werden muss, damit ihr Inhalt sich vermischt, bewirkt auch die rhythmische Bewegung des Zwerchfells die Durchmischung des Mageninhalts. Sie ist für eine ordentliche Verdauung unerlässlich.

Wenn nun aber der aufgeblasene Darm von unten her drückt, bleibt das Essen im Magen liegen und belastet ihn. Der Magen wird »müde«, das heißt, er kommt nur mit Verzug seiner Aufgabe nach, das Essen anzuverdauen und es danach so rasch wie möglich weiterzuleiten. Denn er selbst verfügt nicht über die Fähigkeit, Gärungs- und Fäulnisprozesse zu verhindern. Somit kommt es womöglich bereits auf dieser Stufe des Verdauungsprozesses zu starker Gasbildung, was wiederum zu noch mehr Blähungen im Darm führt und, nebenbei gesagt, zu so unangenehmen Begleiterscheinungen wie Sodbrennen, Rülpsen und Mundgeruch.

Das ist aber noch nicht alles. Unser Magen hat auch noch »vornehmere« Aufgaben, als nur grundlegende Stoffwechselprozesse im Rahmen der Nahrungsmittelverwertung anzustoßen. Dies im Rahmen des endokrinen Geschehens im Körper, das heißt bei der Produktion und Verteilung jener besonders feinen Hormone, die nicht über den Blutkreislauf ausgeschüttet werden. Heute weiß man, dass diese Hormone keineswegs nur im Gehirn gebildet werden, sondern, wie etwa das volkstümlich als Glückshormon bezeichnete Serotonin, auch im Verdauungstrakt.

Wollen wir etwa, dass in unserem Bauch ein Mangel an Glückshormonen entsteht? Gewiss doch nicht. Wie gut, dass es natürliche Mittel und Wege gibt, um Stimmungstiefs vorzubeugen, die nicht aus wirklichen psychischen Problemen resultieren, sondern schlicht und ergreifend auf einem durch falsche Ernährung geschundenen Darm. Er weiß sich nicht anders zu helfen, als uns sein unnötiges Leiden dadurch mitzuteilen, dass er andere Organe unter Druck setzt.

Bauchspeicheldrüse

Unterhalb des Magens befindet sich die Bauchspeicheldrüse, ein sehr feines und weiches Organ, das besonders leicht gequetscht werden kann. Es produziert Verdauungsenzyme, die Fette, Eiweiße und Kohlehydrate aufschließen. Wird diese Funktion gemindert, entstehen verstärkt Gärungsprozesse und damit nochmals vermehrt Blähungen.

Eine weitere, eminent wichtige Funktion der Bauchspeicheldrüse ist die Regulierung des Blutzuckerspiegels. Insbesondere Menschen mit Diabetes sollten bedacht sein, so schnell und
so nachhaltig wie möglich etwaige Blähungen zu beseitigen.

Nieren

Die Niere ist ein Doppelorgan, das mehrere lebenswichtige
Funktionen erfüllt und sich in natürlicher Lage nicht tiefer
als der Bauchnabel befindet. Die rechte Niere mit ihrem oberen Teil liegt an der Leber, die linke Niere unter dem Magen.
Eine Hauptaufgabe der Nieren ist es, das Blut zu filtern. Jede
Niere ähnelt einer Knolle mit zahllosen Gefäßen. Zu ihnen
hin fließt das Blut über die Nierenarterien, von ihnen weg
durch die Nierenvenen.

Aufgrund ihrer Lage leiden unsere Nieren stark und unmittelbar unter einem Blähdarm. Der Druck in Richtung
Wirbelsäule erfolgt direkt in ihre Richtung. Eine Dysfunktion der Nieren kann eine breit gefächerte Symptomatik hervorrufen, die hier nur stichwortartig erfasst sei:

- Rückenschmerzen
- Kopfschmerzen
- Ohrenschmerzen/Hörschwäche
- Gleichgewichtsstörungen
- Schwindel
- Übelkeit
- Augenprobleme: übermäßiger Tränenfluss, akute und
  chronische Entzündung der Bindehaut, gereizte und ge-
  schwollene Augen

- Wasseransammlungen
- Lymphödeme
- Hautprobleme verschiedenster Art
- Infektanfälligkeit
- Bluthochdruck
- übermäßiges Schwitzen
- kalte Füße, kalte und nasse Hände
- Zahnfleischentzündungen und sogar Zahnverlust
- verminderte Lungen- und Herzfunktion
- »dickes Blut« (eine überstarke Konzentration von roten Blutkörperchen im Blut) mit diversen Folgen: Gefäßerkrankungen wie Thrombose, mangelnde Sauerstoffversorgung des Körpers, Konzentrationsstörungen, allgemeine Erschöpfung
- Beinkrämpfe

Für die Familienplanung ist es wichtig zu wissen, dass die Nierenfunktion ebenfalls eine Auswirkung auf die Ovarialfunktion (Hormonproduktion der Eierstöcke) bei Frauen und auf die Hodenfunktion sowie die Spermatogenese bei Männern hat. Nicht umsonst heißt es »Urogenitalsystem«: Harn- und Geschlechtsorgane bilden bei Wirbeltieren ein physiologisches Ensemble. Um es nicht durch Druck zu belasten, sollten etwaige Blähungen unbedingt gemindert werden.

Weiterhin sind die Nieren wichtig für die Regulierung des Blutdrucks. Ihre Rezeptoren überprüfen ständig den arteriellen Druck; sie reagieren auf mechanischen Druck sehr empfindlich. Wird ein solcher vom Darm her ausgeübt, kann es zu Dysfunktionen kommen und ein arterieller Bluthochdruck entstehen. Deshalb empfehlen wir Menschen, die wegen Bluthochdruck in ärztlicher Behandlung sind, sich unbedingt um eine Ernährung zu kümmern, die keine Blähungen hervorruft.

Die Chinesen sagen, dass der Mensch so jung ist wie seine Nieren. Sie glauben, dass die Nieren die Träger pränataler Energie sind, also einen Vorrat an vitaler Energie speichern, der uns am Leben hält. Wenn unsere Nieren aus irgendeinem Grund leiden, geht es demnach auch an unsere Lebensenergie!

Liquor

Liquor ist Gehirn-Rückenmarks-Flüssigkeit, die in den Liquorräumen des Gehirns und des Wirbelkanals zirkuliert. Wir haben gesehen, wie auch die Wirbelsäule unter dem Druck leidet, den der angeschwollene Darm ausübt. Das wirkt sich auch auf den Liquor aus und kann zu einem Anstieg des Hirndrucks führen. An den Folgen leidet insbesondere das kleine Kind. Es hat starke Kopfschmerzen, wird unruhig und muss schreien, weil es keine andere Ausdruckmöglichkeit hat. Bei diesen Kindern werden die Venen auf Schläfen und Kopf deutlich sichtbar. Im Falle akuter Blähungen sollte eine Bauchmassage durchgeführt und Dillwasser zu trinken gegeben werden. Nachhaltige Besserung ist zu erzielen, indem die Ernährung angepasst wird.

Erwachsene entwickeln vergleichbare Probleme, nur sind sie ihnen vertrauter, sodass sie nicht so heftig reagieren. Hinzu kommen möglicherweise unspezifische Symptome wie Müdigkeit, Nackenverspannungen, schlechte Laune, Apathie bis hin zu Depressionen, Tinnitus, Gedächtnisstörungen und ein aufgedunsenes Gesicht.

Wir raten ausdrücklich dazu, bei akuten Problemen unbedingt einen Arzt zu konsultieren!

Gynäkologie und Urologie

Im unteren Bauchraum befinden sich Mastdarm (Rektum) und Blase, bei Frauen Gebärmutter und Eierstöcke sowie bei Männern die Prostata. Diese Körperpartie wird nach hinten und zur Seite hin von den Beckenknochen eingefasst. Von daher ist die »Ausweichmöglichkeit« gequetschter Organe sehr begrenzt. Leicht führt der Druck eines sich dehnenden Darms zu einer allgemeinen Verschlechterung des Blutabflusses: bei Frauen durch die *Vena ovarica*, zwei dünne Blutgefäße, die venöses Blut aus dem Eierstock *(Ovarium)* abtransportieren. Bei Männern entsteht die Abflussstörung in den ebenfalls sehr zarten Hodenvenen. Somit gibt es bei Frauen und Männern unterschiedliche Prädispositionen für gynäkologische beziehungsweise urologische Dysfunktionen. Beiden gemeinsam ist, dass diese verstärkt werden, wenn sich eine Infektion dazugesellt oder die lokalen Abwehrkräfte abnehmen, etwa aufgrund einer Unterkühlung.

Auftreten können Harnblasenentzündung (Zystitis), Harnröhrenentzündung (Urethritis), Endometriose (Entzündung von Eileiter und Eierstöcken), eine der häufigsten Unterleibserkrankungen bei Frauen. Ständige Blähungen können bewirken, dass diese Erkrankungen einen chronischen Verlauf nehmen und schwierig zu behandeln sind. Wenn der aufgeblähte Dünndarm auf die vom Mastdarm ausgehenden Venen drückt, entsteht ebenfalls eine Abflussstörung, die zunächst zu erhöhtem Druck in den Venen und dann zu ihrer

Erweiterung führen kann, da die venösen Wände dünn sind und sich sehr leicht dehnen lassen. Es ist, wie wenn an einem Fluss ein Damm errichtet würde: Die Flüssigkeit beginnt sich an der Sperre im unteren Bereich zu sammeln. Im Becken drückt der Dünndarm auf die Vene und staut das venöse Blut unten im Becken, was durch zusätzliche Belastungen (Verstopfung, starkes Pressen bei der Entleerung, Alkoholkonsum und Heben von schweren Gewichten) die Entstehung von Hämorrhoiden begünstigt.

Bei starken und lang andauernden Blähungen leiden auch die Arterien. Sie sind nicht so leicht zu quetschen, da ihre Wände viel dicker sind als die der Venen. Wenn der Druck jedoch lange andauert, entsteht auch hier eine Störung des Flusses im Becken: Eierstöcke und Hoden ereilen Durchblutungsstörungen – unter Umständen kann es zur Zeugungsunfähigkeit kommen.

Es darf auch nicht vergessen werden, dass auf hartnäckige Verdauungsstörungen auch Beckenbodensenkung und Leistenbruch folgen können – dies wiederum als Folgen des geschwächten Bindegewebes.

TIPP

Um Probleme im Beckenbereich zu beheben – besser noch: sie von vornherein nicht aufkommen zu lassen –, sollten nicht nur Blähungen vermieden werden. Zur Verbesserung des Beckenbodentonus helfen auch Übungen der Beckenbodengymnastik (siehe dazu Kapitel »Gesunde Frauen – gesunde Welt« mit den entsprechenden Übungen).

Überbelastung der Muskeln

Über den gewölbten Unterbauch aufgrund chronischer Blähungen haben wir bereits gesprochen, denn unweigerlich drückt der aufgeblähte Darm die vordere Bauchwand hinaus. Mit besagten Folgen für das Bindegewebe und damit für die Ästhetik, aber zum Glück gibt es dort keine lebenswichtigen Organe, die in Mitleidenschaft gezogen werden können.

Jedoch verlagert sich durch den vorgewölbten Bauch der Schwerpunkt des Körpers. Dieser arbeitet ja stets daran, sich veränderten Realitäten anzupassen. Hier, indem er die dauerhafte, unnatürliche Schwerpunktverlagerung durch erhöhte Tätigkeit von Muskeln und Gelenken zu kompensieren sucht. Automatisch werden die Muskeln des unteren Rückens höher belastet, weil sie den nach vorn hängenden Bauch halten müssen. Im Lauf der Zeit führt das zu Rückenschmerzen. Massagen werden nur vorübergehend helfen, ebenso wie rein orthopädische Maßnahmen, weil sie das Übel nicht an der Wurzel packen.

Im Extremfall können sogar die Wirbel im Lendenbereich nach vorn verschoben werden; dann hätten wir eine Hyperlordose, eine starke Fehlhaltung der Wirbelsäule. Die dafür typische Körperhaltung ist unschwer am nach vorn hängenden Bauch, am Hohlrücken und auskragenden Po zu erkennen.

Natürlich leiden nun auch die Gelenke, da auch sie dafür sorgen müssen, den im Schwerpunkt verlagerten Körper weiterhin im Lot zu halten, insbesondere Hüfte, Knie, Fußgelenke. Das gesamte Bewegungsbild verändert sich: Um die Gelenke zu schützen, kompensiert der Körper, indem er Vorschub in der Bewegung nicht aus den Beinen, sondern aus dem Becken heraus entstehen lässt. Das belastet auf Dauer die Bandscheibe L5-S1. Die vorschnelle Abnutzung der Gelenke ist eine womöglich schon früher eintretende Folge.

Wenn die Blähungen dann immer noch gegeben sind und statt Wasser nur Kaffee, Softgetränke und Tee getrunken werden, wodurch die Gefahr einer Dehydrierung, also einer Unterversorgung mit Wasser, besteht, ergibt das für die Bandscheibe ein nochmals erhöhtes Risiko, denn sie besteht aus einem Wassergel. Unzureichende Flüssigkeitszufuhr erhöht das Risiko für Bandscheibenvorfall und Bandscheibenprotrusion. Der eigentliche Charakter des Krankheitsgeschehens erschließt sich allerdings erst, wenn man den »ganzen Menschen« ins Auge fasst.

Inzwischen weiß man, dass manuelle Körpertherapien und ein persönliches Übungsprogramm in vielen Fällen nicht nur begleitend, sondern alternativ zu einer Bandscheibenoperation infrage kommen. Psychologisch bestehen dagegen aber nach wie vor Vorbehalte, nicht zuletzt wohl deshalb, weil sich dann die Verantwortung für die Heilung auch auf den Patienten erstreckt. Die altrussische Volksmedizin dagegen verfolgt seit je diesen Ansatz. In den praktischen Teilen dieses Buches findest du manches, was du in dein persönliches Programm einbauen kannst.

Bauchbruch

Abschließend noch zu einem besonders ungern besprochenen Thema: dem Bauchbruch. Wenn jemand von Natur aus eine Bindegewebsschwäche hat oder wenn der Blähbauch sehr ausgeprägt ist, halten die Bänder des Nabelschnurrings es womöglich irgendwann nicht mehr aus, und es kommt zu einem Bauchbruch. Wie unglücklich diese Menschen sind, wenn sie buchstäblich ein Loch im Bauch haben, mag man sich vorstellen. Wenn das passiert ist, sollte der Patient unbedingt zum Arzt gehen! Unsere Aufgabe ist es, ihn zu motivieren, Vorsorge zu tragen, damit es nicht so weit kommt; und falls doch, zwecks Nachsorge ein angemessenes Verhalten an den Tag zu legen, sprich: alles daranzusetzen, dass sein Darm gesundet und das Problem nicht wiederkehrt.

Ein besonders angenehmes Thema hatte dieses Kapitel wahrlich nicht vorzuweisen. Wohl aber ein sehr wichtiges – auch und gerade, weil normalerweise der Mantel des Schweigens darübergelegt wird. Das aber darf für uns nicht maßgebend sein. Im Gegenteil: Als Heiler ist es unsere Pflicht und Schuldigkeit, den Verband auch auf eine schmerzende Wunde zu legen.

Blähungen sind keine medizinische Nebensache! Sie sind eine moderne Volkskrankheit und erzeugen eine immense Anzahl von Symptomen. Wenn deren tiefere Ursache nicht erkannt wird, ist es wie mit der mythischen Hydra, jenem Ungeheuer mit den vielen Köpfen: Sobald einer abgeschlagen ist, wächst der nächste nach.

Wir appellieren an alle Fachärzte, bei der Stellung ihrer Diagnose die Zusammenhänge ganzheitlich zu sehen. Neurologen, Gynäkologen, Urologen, Kardiologen – sie alle geben auf ihrem Gebiet ihr Möglichstes. Die Wurzel des Übels liegt oft aber ebendort, wo der fachspezifische Blick allein nicht ausreicht. Der allgemeinmedizinische Blick aber, unbefangen und unvoreingenommen, ist dazu sehr wohl in der Lage – wenn nur der »ganze Mensch« in Perspektive genommen wird, als Patient mit ganz individuellen Ernährungs- und Lebensgewohnheiten.

Jemand, der schon länger unter Blähungen leidet, wird etwas mehr Zeit brauchen, bis alles sich wieder normalisiert und die Darmflora sich regeneriert hat. Darüber werden wir ganz konkret im Anschlusskapitel schreiben. Ganz prinzipiell geht es um Hilfe zur Selbsthilfe. Diese beginnt bei der Aufklärung des Patienten, denn das Wissen darum, was tatsächlich krank macht, ist die beste Motivation, es in Zukunft aus dem eigenen Leben zu verbannen.

Die häufigsten Ursachen von Darmproblemen

Die Fülle der im Folgenden beschriebenen Probleme mag überwältigend wirken, obwohl sie allesamt eine einzige Ursache haben: chronische Blähungen. Die Mechanismen, welche schließlich zu dem einen oder anderen Symptom führen, lassen sich, wie nun aufgeführt, systematisch erfassen. Wer nach der Lösung für sein spezielles Gesundheitsproblem sucht, muss aber nicht alles davon lesen. Hier ein kurzer Überblick:

1. **Mangelnder Abfluss der Galle**
   Das ist etwas eher Spezielles.
2. **Ungünstige Produktmischungen** und/oder persönliche **Unverträglichkeiten**
   Sehr wichtig! Schließlich essen wir jeden Tag. Es ist ungemein hilfreich zu wissen, was uns schadet und was gut für uns ist. Unser Ziel muss es sein, Blähungen nach dem Essen ganz zu vermeiden.
3. **Verklebungen** im Bauchraum und im kleinen Becken
   Das klingt eher medizinisch, ist aber von allgemeinem Interesse.
4. **Parasiten** in Darm und Gallengängen
   Nicht eben ein Spaziergang, aber sehr wichtig für uns alle!

73

5. **Gestörte Mikroflora** in Darm und Dysbakterie
   Interessant für alle, da Antibiotika auch in Fleisch, Fisch und teilweise sogar schon im Leitungswasser enthalten sind. Speziell geht es auch darum, welche Folgen ein Kaiserschnitt haben kann.
6. **Psycho-emotionaler Stress**
   Wir alle sind gestresst, und alle sollten es lesen.

1. Mangelnder Abfluss der Galle

*Nur du allein bist letztlich für
dein Wohl und deine Gesundheit verantwortlich.*

Prinzip der altrussischen Volksmedizin

Wenn die Galle schlecht abfließt, werden nicht genügend Fermente aus der Bauchspeicheldrüse aktiviert, der Verdauungsprozess wird gestört, und die aufgenommene Nahrung beginnt zu gären. Das Resultat: Es kommt zu Blähungen.

Galle ist eine Körperflüssigkeit, die in den Zellen der Leber produziert wird. Sie wird in der Gallenblase gespeichert und in den Zwölffingerdarm *(Duodenum)* ausgeschüttet. Während eines Tages bildet die Leber etwa einen Liter Galle (15 Milliliter pro Kilogramm Körpergewicht). Unaufhörlich wird Galle produziert und in der Gallenblase gespeichert. Dabei wird Wasser von den Gallenblasenwänden aufgesaugt und die Gallenflüssigkeit auf etwa zehn Prozent ihres Volumens eingedickt.

Sobald das Essen den Magen verlässt und in die Zwölffingerdarmbirne abfließt, wird ein Signal von den Rezeptoren, die sich hier befinden, an die Gallenblase weitergeleitet. Dann wird Galle ausgeschüttet, die Gallenblase entleert sich in den Sphinkter (Ausführungsgang des Gallensystems), dieser öffnet sich, und der hauptsächliche Verdauungsprozess beginnt. Die Aufgabe der Galle ist, die Enzyme der Bauchspeicheldrüse zu aktivieren, um Proteine, Fette und Kohlehydrate abzubauen. Wenn nach dem Essen nicht genügend Galle abgegeben wird, wird der gesamte Verdauungsprozess gehemmt und die Nahrung nicht vollständig verdaut.

Spezifische Ursachen für einen schlechten Abfluss der Galle

1. Verspannung im Bereich des Zwölffingerdarms und des Schließmuskels Oddi (der Ort, an dem die Gallengänge in die Zwölffingerdarmbirne und den Zwölffingerdarm fließen).
Bei Verspannung ist die Durchblutung gestört, und die Rezeptoren, die sich in der Zwölffingerdarmbirne befinden und das Essen analysieren, damit sie den Impuls an die Gallenblase geben können, senden falsche oder gar keine Signale mehr.
Stress kann diese besondere Verspannung hervorrufen; genau betrachtet, geht es um sogenannte territoriale Wut: um alles, was mit Grenzüberschreitung zu tun hat, ob auf körperlicher oder mentaler Ebene. Im täglichen Leben kann der Aggressor die unterschiedlichsten Formen annehmen. Es kann eine bestimmte Person sein, aber auch der kaputte Zaun des Nachbarn, ein nerviges Geräusch – einfach alles, was das Gefühl von Machtlosigkeit hervorruft.

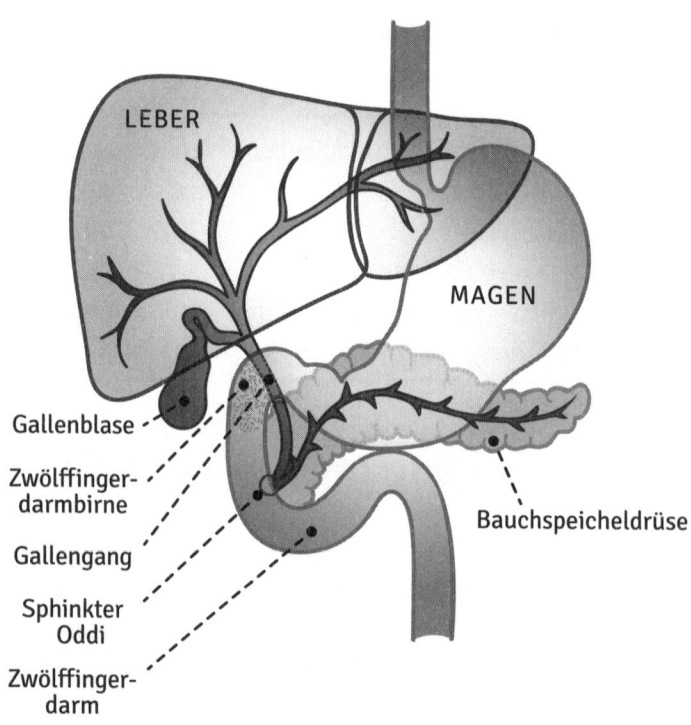

Gallenblase

Zwölffinger-
darmbirne

Gallengang

Sphinkter
Oddi

Zwölffinger-
darm

LEBER

MAGEN

Bauchspeicheldrüse

Einige Verdauungsorgane und der Sphinkter Oddi

2. Parasiten, die sich in Gallenwegen und Zwölffingerdarm ansiedeln.
   Infrage kommen *Opisthorchis felineus*, auch Katzen-leberegel genannt, und *Giardiasis* beziehungsweise *Lambliasis*. Näheres dazu im Kapitel über Parasiten.

3. Eine Verspannung von Zwerchfell oder Hals-/Nacken-muskeln.
   Auch hier kann Stress verantwortlich sein. Es werden *Nervus phrenicus* (ein Zwerchfellnerv) und/oder Vagus-nerv gereizt. Reflexartig entsteht eine Verspannung im gesamten Oberbauch *(Epigastrium)*. Es ist, als ob sich

im Solarplexusbereich und unter den Rippen etwas zusammenzieht. Man fühlt sich extrem verspannt, besonders wenn »Unangemessenes« passiert und wenn man Angst hat.

4. Verstopfung durch Entzündung oder einen »Knick« in der Gallenblase.

2. Trennen statt mischen: Wie wir mit unserem üppigen Nahrungsangebot umgehen sollten

Alles, aus dem du Schnaps machen kannst,
kann auch im Magen gären.

Russische Weisheit

Auch dieses Sprichwort kann man wörtlich nehmen! Da wären vor allem frisches Obst und Gemüse – insbesondere Äpfel, Trauben, Kohl. Viele Menschen haben eine partielle Fruktoseintoleranz; ihr Darm kann Früchte und Produkte, die Fruktose enthalten, nicht vollständig verdauen. Aber auch Trockenfrüchte, Hülsenfrüchte, Hefebrot und Hefegebäck, Mehlprodukte und alles, was Stärke enthält, und vor allem Milchprodukte sind tendenziell blähend. Nicht zu vergessen die individuellen Unverträglichkeiten: Da sollte jeder für sich selbst genau prüfen, welche Lebensmittel zu meiden wären. Schließlich ist das Angebot überwältigend und die Versuchung groß, querbeet alles zu essen, was in Reichweite kommt.

Das größte Problem am heutigen Nahrungsangebot ist aber nicht, dass es so üppig ist, sondern dass beim Essen alles wahllos miteinander kombiniert, vermischt und wie ein einem großen Eintopf verrührt wird: Spätestens, wenn die Nahrung im Verdauungstrakt ankommt, ist dies so gut wie immer der Fall. Sobald sich im Verdauungstrakt viele verschiedene chemische Bestandteile der Nahrung mischen, steigt die Tendenz zu Gärungsprozessen.

Bei Trennkost wird die Aufnahme von Kohlehydraten und Eiweißen, den Hauptbestandteilen unserer Nahrung, absichtsvoll voneinander getrennt. Das erleichtert ihre vollständige Verdauung ungemein. Die Erfahrung zeigt, dass auf diese Weise der sonst unvermeidliche »Rattenschwanz« an Folgeproblemen ein für alle Mal gekappt werden kann.

Die Umstellung auf Trennkost im Sinne einer modernen Ernährungslehre will gelernt sein, aber wenn man sich einmal daran gewöhnt hat, lernt man die Vorteile sehr zu schätzen, und man kommt an den Punkt, wo es richtig Spaß macht. Du darfst davon ausgehen, dass bereits deine eigenen Vorfahren, ebenso wie die unseren in Russland, eine Art »natürlicher Trennkost« praktiziert haben, denn weder haben sie alles durcheinandergegessen, noch haben sie sich ständig etwas in den Mund gesteckt. Verfasser und Verfasserin dieses Buches wollen Altbewährtes in Zeitgemäßes überführen. Die folgenden Ausführungen ziehen beides in Betracht und orientieren sich an Erfahrungswerten, die wir in Sachen Ernährungslehre und -beratung über viele Jahre hinweg gesammelt haben. Aber wir beschränken uns auf das Grundsätzliche und einige zielführende Hinweise. Ausführlich behandelt Lumira das Thema in ihrem Buch *Gesund und jung durch richtige Ernährung.*

Unverträglichkeiten meiden

Bei der Trennkost teilen wir die Lebensmittel in vier Gruppen, die im Verhältnis von Verträglichkeit/Unverträglichkeit zueinander stehen:

- Gruppe eins und Gruppe drei vertragen sich. Es darf gemischt werden.
- Gruppe zwei und Gruppe drei vertragen sich. Es darf gemischt werden.
- Gruppe vier ist unverträglich mit allen anderen Gruppen und ihre Vertreter teilweise auch untereinander. *Ausnahme:* Kräuter und grüne Blätter sind mit allem verträglich.

1. Eiweiße
Fleisch/Fisch
Eier
Hülsenfrüchte
Soja (Tofu, Sojasahne, Sojajoghurt, Sojamilch)
Pilze
Nüsse
Samen
Haselnussmilch, Mandelmilch
Seitan
Aubergine

2. Kohlehydrate
Getreide (Brot, Teigwaren ohne Ei)
Reismilch, Dinkelmilch, Hafermilch
Kartoffel
Zucker (Zuckerrübe, Zuckerrohr, Kokosblüte)

Honig
Agavendicksaft, Agavennektar (roh)
Ahornsirup
Reissirup
Zuckerrübensirup

3. Frische Lebensmittel
Gemüse
Salat
Kräuter
Blüten

4. Obst und Beeren
Alle Sorten von Obst und Beeren – roh, gekocht oder getrocknet.

TIPPS FÜR EINSTEIGER

- Je weniger Zutaten, desto besser kann unser Körper
  die Nahrung verdauen. Fertige Mischprodukte sind
  möglichst ganz zu meiden.
- Menschen mit geschwächter Darmfunktion und
  Kinder sowie ältere Personen sollten zu 90 Prozent
  Trennkost halten.
- Ein an sich gesundes Essen sollte nicht durch eine
  ungesunde Nachspeise »verdorben« werden, etwa
  durch den anschließenden Verzehr von Obst und
  zuckerhaltigen Sachen (auch gesüßtem Tee) und al-
  koholischen Getränken.

Frische Früchte

Sie sollten ausschließlich auf leeren Magen gegessen werden, denn sie sind extreme Individualisten im Verdauungstrakt. Nicht nur mit Lebensmitteln ganz anderer Art (Getreide, Nüsse, Milchprodukte), sondern sogar untereinander vertragen sie sich nicht so gut. Das gilt auch in Verbindung mit Beeren und ganz besonders für industriell hergestellte Fruchtsäfte.

Bei der Zubereitung von Smoothies sollte nur eine einzige Frucht verwendet und nur mit grünen Blättern gemischt werden. Beobachte dein Befinden und deine Verdauung. Spüre bewusst, wie es dir danach geht: Bist du geistig klar? Ist dir warm genug? Bist du unangespannt körperlich aktiv? Wenn du keine Blähungen hast, kannst du es auch vertragen.

Trockenfrüchte enthalten konzentrierten Fruchtzucker und sollten nur sehr selten gegessen werden. Menschen mit Darmproblemen und Neigung zu Blähungen sollten sie ganz weglassen. Auch Fruchtzucker greift die Zähne an; nach dem Verzehr sollte man den Mund mit Salzwasser oder Natron spülen.

Von geschwefelten Trockenfrüchten sollte man ganz die Finger lassen. Schwefeldioxid (E 220) wird benutzt, damit die Früchte eine ansprechende Farbe behalten und um die Vermehrung von Mikroorganismen zu vermeiden. Es kann Kopfschmerzen, Allergien, Magenbeschwerden und Asthmaanfälle verursachen. Man sollte wissen, dass Fertigprodukte, insbesondere Backwaren und Süßigkeiten, oft geschwefelte Früchte beinhalten.

Bio ist ein Muss!

Gesunde Nahrungsmittel sollten kein Luxus, sondern eine Selbstverständlichkeit sein. Selbst mit schmalem Budget ist es möglich, sich bewusst für eine gesündere Ernährung zu entscheiden. Seit Einführung des Standards »Euro-Bio« sind auch in ganz normalen Lebensmittelmärkten Bioprodukte der verschiedensten Marken zu bekommen, die oft überhaupt nicht teurer sind als konventionelle Produkte. Auch wenn »Euro-Bio« nicht voll und ganz den strengen Maßstäben eingeführter Qualitätsmarken entspricht, die überwiegend in Spezialgeschäften verkauft werden, ist es doch ein spürbarer Fortschritt im Hinblick auf die allgemeine Marktsituation.

Was immer bleiben wird, ist die Verantwortung jedes einzelnen Menschen für sich selbst. Informiere dich, prüfe, und bilde dir selbst ein Urteil!

TIPPS

- Kaufe keine Fertigprodukte – auch nicht im Bioladen oder in der Bioabteilung eines Lebensmittelmarktes.
- Am besten gar nichts kaufen, was in Tuben, Flaschen und Tüten eingepackt ist.
- Kaufe frische, möglichst unbehandelte Ware, und bereite dein Essen selbst zu!

Ebenfalls trennen: roh und gekocht

Nicht nur die Bestandteile der Nahrung sollten jeweils für sich verdaut werden können. Deine Bauchorgane werden es dir auch danken, wenn sie mit Rohem und Gekochtem nicht gleichzeitig fertigwerden müssen. Wenn du mittags schon einen Salat (oder Obst) vor der gekochten Hauptmahlzeit zu dir nehmen möchtest, dann ist es immer noch günstiger, den Salat zuerst zu essen, eine kleine Weile zu warten und dann beim Hauptgericht zuzugreifen. Bevorzuge Gemüse und Salatblätter, die du gut vertragen kannst, und verwende zum Salat am besten nur Öle in Rohkostqualität (siehe Abschnitt zu Ölen und Fetten).

Süßes begünstigt Blähungen

Industrieller **Zucker**, dazu ist auch Rohrzucker zu zählen, wirkt ausgesprochen belastend und schwächt vor allem die Bauchspeicheldrüse. Kinder sollten bis zum Alter von drei Jahren möglichst keinen Zucker und auch keinen Zuckerersatz erhalten, damit sie erst gar nicht das Bedürfnis danach entwickeln. Ohne Zucker sind wir einfach gesünder – nicht zuletzt, weil er die vom Darm ausgehenden vielfältigen Gesundheitsprobleme begünstigt. Eltern mit kleinen Kindern sollten die Chance ergreifen, auch sich selbst aus der »Zuckerfalle« zu befreien. In erstaunlich vielen Produkten der Lebensmittelindustrie sind Unmengen an Zucker enthalten und allenfalls im Kleinstgedruckten ausgewiesen.

In einem anderen Teil dieses Buches wird **Honig** empfohlen. Das sollte nicht missverstanden werden, denn dort geht es um äußere Anwendungen zur Gesundheitspflege! Ernährungstechnisch ist Honig keine Alternative zum Zucker, da er ebenfalls Gärungsprozesse verursacht – vor allem, wenn wir ihn ständig mit anderen Nahrungsmitteln mischen. Honig besteht zwischen 20 und 40 Prozent aus Wasser – alles andere stellt hauptsächlich eine Mischung verschiedener Zuckerarten dar. In gewisser Weise ist Honig sogar schädlicher als Raffineriezucker, da er weit länger in den Zahnzwischenräumen und Zähnen kleben bleibt. Die schädlichen Bakterien dort nutzen das für ihre eigenen Zwecke.

TIPP

Generell können wir bei Rezepten Honig als Medizin nutzen, und zwar ohne ihn zu erhitzen, da sonst nur der Zucker verbleibt und die Nährstoffe verloren gehen. Honig als Brotaufstrich oder in heißem Tee ist gar nicht zu empfehlen.

Stevia ist eine süß schmeckende Pflanze aus Südamerika, die durchaus als gesundes Süßungsmittel genutzt werden kann. Stevia enthält keine Kalorien und keinen Zucker, ist sogar eine Heilpflanze, weil sie den Blutzuckerspiegel reguliert. Der Geschmack ist gewöhnungsbedürftig, am besten, man beginnt mit ganz wenig. Mit der Zeit aber schmeckt es. Stevia verursacht keinerlei Blähungen!

In den Supermarktregalen finden wir heutzutage ein sogenanntes Stevia-Süßungsmittel, das im Labor hergestellt wird. Es ist ein isolierter Süßstoff, das als E 960 deklariert wird und 450-mal süßer als Zucker ist. Dieser Stoff hat mit der Steviapflanze nur wenig zu tun, ist aber immerhin für den Körper verträglich. Optimal ist es aber, die Pflanze zu nutzen, zum Beispiel als Pulver gemahlen.

Xylit/Xylitol wird auch **Birkenzucker** genannt, hat aber mit dem Baum nichts zu tun, sondern wird aus Mais gewonnen und ist somit ein pflanzlicher Zuckeraustauschstoff. Im Aussehen ähnelt es weißem Zucker, schmeckt sehr süß und deutlich besser als Stevia. Achtung: Es gibt Menschen mit Unverträglichkeit auf Xylit! Sie reagieren mit starken Blähungen, die aber unter Umständen vorübergehen, wenn man zuerst nur ganz wenig zu sich nimmt und über längere Zeit hinweg die Portion steigert. Wenn es aber weiter Gase bildet, dann lieber weglassen!

TIPP

Bei Heißhunger auf Süßes kann man, statt nach Süßem zu greifen, sich mit im Wasser aufgelöstem Xylit den Mund spülen. Es hilft, das Verlangen zu überwinden, und pflegt gleichzeitig die Zähne.

Kaffee und Alkohol: lieber ganz die Hände weg

Kaffee zum Frühstück und Kaffee mit Kuchen am Nachmittag: Das ist die Norm in unserer Gesellschaft. Dabei weiß jeder, dass Kaffee alles anders als gesund ist. Er stört unseren Säure-Basen-Haushalt massiv, wie ein Säureschock. Kaffee wirkt auch entwässernd und beeinflusst von daher die

Blutflussfähigkeit. Wird das Blut dickflüssig, verkleben die Erythrozyten (rote Blutkörperchen) miteinander; das Blut fließt langsamer und kann nur mit Mühe in die kleinen Gefäße gelangen. Ganz besonders ungünstig ist es, mit Kaffee den Tag zu beginnen. Morgens sollte man Wasser trinken, das hilft, den Körper zu reinigen und zu entsäuern.

Durch die Röstung der Kaffeebohnen entsteht Acrylamid. Dieser Stoff wird von der chemischen Industrie als Bestandteil für Kunststoffe verwendet. Bei der Lebensmittelzubereitung, insbesondere kohlenhydratreicher Lebensmittel wie Fetten, entsteht es bei einer Erhitzung über 120 °C. Je länger etwas erhitzt wird, desto mehr Acrylamid bildet sich. Bei Temperaturen ab 150 °C beim Backen, Braten und Frittieren werden Lebensmittel knusprig braun, was erwünschte Aromen und Geschmacksstoffe, aber auch weiteres Acrylamid hervorbringt. Bei noch höheren Temperaturen können die Acrylamidwerte rasant ansteigen.

Bei Darmbeschwerden und Blähungen sollte man auf Kaffeegenuss ganz verzichten.

Um die Schädlichkeit von **Alkohol** als Getränk weiß jeder – und nimmt es meist schulterzuckend zur Kenntnis, dass Alkoholgenuss seine Organe und besonders die Leber belastet, mit gravierenden Folgen auch für die Verdauung. Wenn zu jeder Feier Alkohol gehört, sollte man sich nicht wundern, dass auch die nachwachsende Generation so rasch wie möglich zur Flasche greifen möchte.

Sogar ärztlicherseits wird manchmal empfohlen, dass ein Glas Rotwein oder Bier zur Nacht den Schlaf fördert. Es wäre kritisch zu hinterfragen, wem solche »Informationen« eigentlich dienen. Verschwiegen wird geflissentlich, dass durch Alkohol die Muskeln im Rachenraum geschwächt werden. Statt des gesunden Schlafs fördert Alkohol nur das Schnarchen.

Fette und Öle

Fette zählen zu Grundbausteinen unserer täglichen Nahrung. Wir brauchen sie, um gesund und vital zu sein. Fette bestehen aus Glyzerin und Fettsäuren. Sie lassen sich anhand ihrer Zusammensetzung in drei Gruppen unterteilen:

- Fette mit gesättigten Fettsäuren
- Fette mit einfach ungesättigten Fettsäuren
- Fette mit mehrfach ungesättigten Fettsäuren

Gängige Lebensmittel enthalten meistens alle drei Fettsäuretypen, wobei ein Typ in der Regel überwiegt.

Gesättigte Fettsäuren überwiegen in Produkten tierischer Herkunft wie Fleisch und Wurst sowie Milch- und vielen Fertigprodukten. Diese Lebensmittel sollten wir möglichst ganz meiden oder nur selten zu uns nehmen. Im Übermaß belasten sie die Gesundheit extrem. Tierische Fette lagert der Körper meistens direkt in das Fettgewebe ein – die Folge ist Übergewicht. Tierische Produkte enthalten nur einen geringen Anteil an ungesättigten Fettsäuren.

Einfach ungesättigte Fettsäuren sind zum Beispiel Linolsäure und Alpha-Linolsäure, die zu den Omega-Fettsäuren gehören. Wir finden sie in Olivenöl, Rapsöl, Avocados, Oliven, Samen und Nüssen. Wir brauchen sie für die Funktion unserer Zellmembranen.

Mehrfach ungesättigte Fettsäuren (Omega-3 und Omega-6) gehören zu den essenziellen Fettsäuren.

Omega-6-Fettsäuren finden wir reichlich in Sonnenblumen-, Raps-, Zederkern-, Traubenkern- oder Weizenkeimöl, in Samen und Nüssen.

Omega-3-Fettsäuren sind wichtige Bestandteile unserer Zellen und an der Entwicklung von Gehirn und Nerven beteiligt. Omega-3-Fettsäuren befinden sich in Lein-, Chiasamen-, Leindotter-, Walnuss-, Raps-, Hanf- und Fischöl.

Beim Fischöl ist es wichtig zu beachten, dass es mehrfach destilliert wurde, damit es keine Schwermetalle enthält.

Auch Nüsse und Samen enthalten reichlich Öl. Allerdings enthalten sie in verarbeiteter Form häufig Acrylamid, weil sie durch Rösten hocherhitzt wurden – einzig aus dem Grund, weil sie dann verführerischer schmecken und man mehr verkaufen kann.

Aufgrund der immer wieder festgestellten Mängel bei der Einhaltung der gesetzlichen Vorschriften für als kaltgepresst und nativ deklarierte Öle bleibt uns bisher nichts übrig, als selbst die Herkunft des jeweiligen Öls zu erkunden. Der Hersteller sollte mit einer gekühlten Pressschnecke arbeiten. Eine ununterbrochene Kühlkette ist insbesondere für Leinöl wichtig, weil es schnell oxidiert. Auch zu Hause sollte es immer gekühlt und rasch verzehrt werden. Jedes Öl kann ranzig werden und somit unserer Gesundheit schaden, statt ihr zu nutzen. Die sichersten Bezugsquellen sind Bioläden, auf Bioprodukte spezialisierte Versandhäuser und die Ölmühlen selbst.

Ranzige Fette sind ausnahmslos toxisch und sollten nicht verzehrt werden. Das Gleiche gilt für ranzige Nüsse und Samen, die man niemals zu sich nehmen sollte. Auch geschrotete Leinsamen und gehackte Nüsse werden schnell ranzig. Ranzige Öle, gleich in welcher Form zu sich genommen, verursachen nicht nur Blähungen, sondern regelrechte Vergiftungen.

Trinken während der Mahlzeit

Die beste Zeit zum Trinken ist 10–30 Minuten vor der Mahlzeit. Während des Essens sollte man nicht trinken und vor allem keine Säfte zu sich nehmen. Jede Verdünnung der Verdauungssäfte verlängert die Verdauungszeit und fördert die unerwünschten Gärungsprozesse im Darm. Wenn die Mahlzeit zu trocken ist, dann nimm nur etwas Wasser, Aloe-vera-Gel oder Grassaft.

Wenn man nur Obst zu sich genommen hat, kann man bereits nach 30 Minuten trinken. Nach einer regulären Mahlzeit sollte anderthalb Stunden gewartet werden.

TIPP

Schreibe dir diese Regel ganz groß auf: Beim Essen und unmittelbar danach nicht trinken!

Kaue dich gesund

Die im Speichel enthaltenen Enzyme beginnen schon im Mundraum mit der Zersetzung der Nahrung. Bereits jetzt wird das Essen nicht nur mechanisch, sondern auch chemisch aufgeschlossen. Dem Magen wird somit einiges an Arbeit abgenommen, damit die Nahrung schneller in den Dünndarm wandern kann. Gerade für Menschen mit Blähungen ist gründliches Kauen hochwichtig; dank vermehrter Speichelproduktion wird die gesamte Verdauungsleistung unterstützt.

Ein willkommener Nebeneffekt: Wer länger kaut, nimmt fast automatisch auch weniger Nahrung zu sich, verringert also die Gefahr, sich zu überessen. Normalerweise dauert es rund 15 bis 20 Minuten, bis sich das Sättigungsgefühl einstellt, bei gutem Kauen sind wir also schneller satt.

Kaue dein Essen so lange, bis es im Mund zu einem homogenen Brei geworden ist. Schlucke es erst dann hinunter. Iss nicht schnell mal was unterwegs und nicht vor dem PC oder hinter der Zeitung!

Auch jeder Schluck flüssige Nahrung wie Suppe, Eiweißshake oder Smoothies sollte ausreichend gekaut werden; nur dann kann der Körper alles gut verdauen, sodass keine Blähungen entstehen müssen.

Gewürze sind Heilmittel

Als Würze empfehlenswert sind im Prinzip alle Kräuter, die wir generell anraten, weil sie die Verdauung fördern und Blähungen hemmen: Fenchelsamen, Kümmel, Kreuzkümmel, Asafoetida (Asant), Dillsaat, Bohnenkraut, Thymiankraut, Pfefferminz, Anis, Melisse.

Darm-Reset

Bei akuten Beschwerden, wenn die Blähungen sehr stark sind und man das Gefühl entwickelt, dass gar nichts helfen will, sollte man ein »Darm-Reset« machen, um nachhaltig Entlastung für den gestressten, aufgeblähten Darm zu schaffen. Man kann es einen Tag oder länger (bis zu fünf Tage lang) durchführen. Entscheidend ist, dass der Darm sich endlich einmal so richtig beruhigen kann. Beim Darm-Reset werden die Zutaten für jede Mahlzeit drastisch auf ein, höchstens zwei Lebensmittel reduziert.

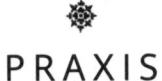

PRAXIS

Wähle dafür nur Produkte aus, die du sehr gut verträgst. Häufig sind das Zucchini, Gurke, Kürbis, Fenchel – am besten immer vegan zubereitet, also ohne den Zusatz tierischer Produkte wie Fleisch oder Eier. Nur mit wenig Wasser kochen, gutes Öl, Gewürze, gutes Salz hinzugeben. Iss langsam, und kaue wirklich lange. Iss nichts dazu, und trinke erst anderthalb Stunden später. Die Maßnahme verspricht zwar keinen kulinarischen Genuss, aber satt wirst du schon. Iss dreimal am Tag, ein bis fünf Tage lang, je nach persönlichem Befinden. Danach führe schrittweise zusätzliche Zutaten ein, bleibe aber möglichst bei Trennkost. Nutze unbedingt Probiotika dazu, also schon während der Reset-Phase (zu den Probiotika lies das Kapitel zur Mikroflora).

3. Verklebungen und Verwachsungen

Der gesunde Darm ist die Wurzel
aller Gesundheit.

Hippokrates

Bereits der ehrwürdige Hippokrates wusste um die leistungs-
fähigste Gesundheitsversicherung des Menschen – und dass
jeder seinen Beitrag zu leisten hat, damit sein Darm ihm die
stabile Gesundheit sichert. Allerdings: Ohne gesunde Ernährung ist alles nichts, aber auch eine gesunde Ernährung ist
noch nicht alles. Es muss zudem darauf geachtet werden, dass
es nicht zu Verwachsungen beziehungsweise Verklebungen
des Gewebes kommt. Und wenn sie schon da sind, dass die
richtigen Maßnahmen ergriffen werden, um das Problem zu
beseitigen.

HINWEIS

»Verklebung« oder »Verwachsung« innerhalb eines Organs
oder zweier Organe miteinander, medizinisch Adhäsion ge-
nannt, bildet starkes Bindegewebe, ähnlich wie Narben. Adhä-
sionen können innerhalb und außerhalb der Organe entstehen,
etwa nach einer Operation, aufgrund einer Entzündung oder
traumatisch bedingt, also durch Verletzungen.

Die ärztliche Erfahrung lehrt, dass sehr viele Menschen Ad-
häsionen haben – die einen mehr, die anderen weniger. Je

nachdem, wo und wie ausgeprägt diese sind, leiden bestimmte Körperfunktionen, indem verwachsene Bereiche die unwillkürliche und willkürliche Bewegung des körpereigenen Gewebes hemmen. Beim Darm betrifft das die peristaltische Wellenbewegung beim Transport der Verdauungsmasse. Sobald Teile des Darms miteinander oder mit einem benachbarten Körperteil, etwa Beckenknochen oder Kreuzbein, zu verwachsen beginnen, verlaufen die peristaltischen Bewegungen nicht mehr normal. Im akuten Fall kann das zu reflexartigen Koliken führen. Die chronische Folge ist wiederum eine vermehrte Gasbildung aufgrund der Stockung und der damit verbundenen zusätzlichen Gärungsprozesse.

Typische Stellen für die Bildung von Verwachsungen sind der Blinddarmbereich (unterer rechter Unterleib), der Sigmoid (*Colon sigmoideum*, der letzte Abschnitt des Dickdarms im unteren linken Unterleib) und der Mast- oder Enddarm (zwischen dem Schambein und dem Nabel in der Mittellinie). Der heutige Lebensstil, bei dem Bewegungsmangel bereits die Norm ist, verschlimmert das Symptom (Blähungen) noch.

TIPP

Um die Verwachsungen zu lockern und die Blähungen zu lindern, kann man an diesen Stellen mit Schröpfmassage arbeiten. Auch bestimmte Dehnungsübungen sind geeignet, etwa die Punktmassage. Siehe dafür die gymnastischen Übungen für den Rumpf und die Schröpfmassage am Bauch.

4. Ungebetene Gäste fernhalten und rauswerfen: Weg mit den Parasiten!

Der Bauch ist voll,
und die Augen sind noch hungrig.

Russisches Sprichwort

Opisthorchis felineus oder Katzenleberegel sind Parasiten, die sich in den Gallenwegen und im Zwölffingerdarm ansiedeln. Man holt sie sich durch Verzehr von rohem oder nicht ausreichend erhitztem Süßwasserfisch. Um sich vor Ansteckung zu schützen, sollte der Fisch eine halbe Stunde lang gut durchgegart, am besten gekocht werden. Diese Parasiten sind ausgesprochen widerstandsfähig; Pökeln, Marinieren oder Trocknen macht ihnen nichts, und sie überleben auch Kühlschranktemperaturen.

Küchenhygiene ist da ein absolutes Muss! Schneidebrett und Messer, die für Fisch verwendet werden, müssen nicht nur gründlich gereinigt, sondern dürfen auch nicht zum Zerkleinern anderer Lebensmittel, im Besonderen von Rohkost, hergenommen werden.

Parasitär befallen werden kann der Zwölffingerdarm zudem von Giardien (Lamblien), Einzellern mit Zellkern. Die Hauptquellen für die Übertragung sind hier verunreinigtes Wasser und verunreinigte Lebensmittel, mangelnde Hygiene (Vorsicht bei Reisen in exotische Länder!) oder frei laufende Haustiere, vor allem Katzen (daher nach jedem Kontakt stets die Hände waschen).

Beide Parasitenarten sind mikroskopisch klein, schwer zu diagnostizieren und werden oft gar nicht gefunden. Blähungen sind jedoch vielmals darauf zurückzuführen.

Auch Würmer sind Parasiten. Als solche kann man sie leicht erkennen, da sie mit dem Stuhlgang ausgeschieden werden. Dann ist auf jeden Fall der Gang zum Arzt fällig. Wegen der Nebenwirkungen der gegen sie eingesetzten Medikamente sollten wir mit einer Diät zur Entlastung von Leber und Darm beitragen sowie immer ausreichend Wasser trinken.

Wie in der altrussischen Volksmedizin bekannt, haben bestimmte Lebensmittel eine natürliche antiparasitäre Wirkung, die man prophylaktisch nutzen kann, indem man sie dem täglichen Speiseplan hinzufügt.

Gewürze, Kräuter und andere Nahrungsmittel

Wir können unsere Speisen lecker zubereiten und gleichzeitig unseren Körper gegen Parasiten schützen. Die folgenden Gewürze enthalten die dafür notwendigen Bitterstoffe und Öle. Als Kinder bekamen wir in Russland statt Süßigkeiten oft etwas Scharfes zu lutschen, zum Beispiel eine Gewürznelke oder ein Lorbeerblatt. Für uns war das selbstverständlich, wir haben uns kein bisschen dagegen gewehrt.

Als antiparasitäre Gewürze gelten: Kreuzkümmel, schwarzer Kümmel, Ingwer, Kurkuma, Anis, Zimt, Cayennepfeffer, Kardamom, Meerrettich, Senf, Dillsamen, Fenchelsamen, Koriandersamen, Gewürznelke, Bockshornklee.

Ebenfalls frische und auch getrocknete Kräuter: Petersilie, Dill, Majoran, Thymian, Liebstöckel, Oregano, Basilikum, Bärlauch, Rosmarin, Salbei, Bohnenkraut, Schnittlauch, Wacholder, Muskat, Lorbeer, Pfeffer, Ysop, Pfefferminze, Lavendel.

HINWEIS

Abwechslung macht's – und natürlich sollte man vernünftig dosieren und nicht überwürzen. Am besten je nach Saison alles frisch verwenden.

Als Lebensmittel empfehlenswert: Gurke, Sellerieknolle, Staudensellerie, Avocado, Petersilie, Kürbiskerne, schwarzer Sesam, bittere Salate, Knoblauch, Petersilienwurzel, Zwiebel.

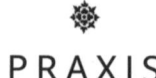

PRAXIS

Als Vorbeugung gegen Parasiten, aber auch bei Erkältungen kann man Gewürznelken erst lutschen, dann zerkauen und schlucken.

Auch Dill- und Fenchelsamen sind zum Lutschen und Kauen. Uns hat man als Kindern immer mal wieder sogar einen gestrichenen Teelöffel davon verabreicht – ein Glas Wasser dazu und runterschlucken das Ganze! Es galt als beste Vorbeugung gegen Würmer. Auch helfen die Samen gegen akute Blähungen. Eine moderne Variante dieses altrussischen Hausrezeptes besteht darin, die Samen mit Aloe-vera-Trinkgel zu schlucken, womit man noch zusätzlich etwas für einen ausgewogenen Säure-Basen-Haushalt tut.

Hast du schon einmal probiert, ein getrocknetes Lorbeerblatt zu kauen? Es löscht Mundgeruch sofort! Die Bitterstoffe wirken antiparasitär und immunstärkend. Ein bis zwei Lorbeerblätter am Tag sind genug.

Aloe-vera-Trinkgel

In fast jedem russischen Haushalt steht auf der Fensterbank eine Aloe-Pflanze. Aber nur den Saft einer Aloe-Art kann man trinken: Aloe vera Barbadensis Miller, die vitalstoffreichste Pflanze der Welt mit antiparasitärer, antiviraler, antimykotischer und antibakterieller Wirkung. Heute gibt es sie als fertiges Trinkgel zu kaufen, allerdings muss auf die Qualität geachtet werden. Tägliches Trinken (um die 50 Milliliter) ist empfohlen!

Speiseöl

Nützlich gegen Parasiten sind natives Kokos-, Schwarzkümmel- und Zedernnussöl. Hier einige Hinweise:

Zedernnussöl ist zu wertvoll, um damit Salat anzumachen. Ein bis zwei Teelöffel voll im Mund erst ein wenig zergehen lassen und dann schlucken. Zedernnussöl kann wach und energievoll machen, deswegen sollte man es nur während des Tages einnehmen.

Natives Biokokosöl sollte einen festen Platz in unserer Ernährung bekommen. Es ist reich an mittelkettigen Fettsäuren und enthält Laurinsäure, die Pilzen und Parasiten das Leben schwer macht. Ich selbst (Lumira) nehme täglich über meine Nahrung die Menge von zwei bis drei Esslöffeln zu mir, meines Erachtens ist es das beste Öl zum Erhitzen.

Schwarzkümmelöl, kalt gepresst in Rohkostqualität, enthält ätherische Öle, die Parasiten überhaupt nicht mögen! Bitte maßvoll dosieren: zehn Tropfen, höchstens einen Teelöffel täglich.

Natron zur Entsäuerung

Natron (Speisesoda) ist mild alkalisch und bindet die Säuren im Körper.

Menschen, die Parasiten haben, sind gewöhnlich auch übersäuert: Die pH-Werte ihrer Gewebe sind niedrig. Das basische Natron kann die überschüssigen Säuren neutralisieren und die pH-Werte erhöhen, was den Parasiten die optimalen Lebensbedingungen entzieht.

Natron ist eine günstige und einfache Unterstützung ohne Nebenwirkungen. Viele sehr bekannte russische Ärzte wie Iwan Neumiwakin, Alexander Ogulov und Eugenij Bogjev empfehlen es sowohl als tägliche Anwendung als auch kurmäßig über ein bis zwei Wochen.

Dafür wird ein viertel Teelöffel Natron in einem Glas mit warmem Wasser aufgelöst und auf nüchternen Magen getrunken. Als Kur oder auch täglich.

HINWEIS

Trinke Natronwasser niemals auf einen vollen Magen! Nur nüchtern! Da es den Magensaft neutralisiert, kann die im Magen befindliche Mahlzeit sonst nicht optimal verdaut werden. Hinsichtlich der Menge und Dauer der Einnahme sollte stets auf den Körper gehört werden, um zu spüren, was dir guttut.

Knoblauch und Knoblauchöl in Kapseln

Frischer Knoblauch ist ein ausgezeichnetes Mittel im Kampf gegen den Parasiten Giardien. Das liegt am Allicin, einem Umsetzungsprodukt der im Knoblauch reichlich enthaltenen Aminosäure Alliin, das durch das Schneiden oder Pressen der frischen Knoblauchzehe entsteht. Da Allicin aber bereits nach kurzer Zeit abgebaut wird, ist es wichtig, den gepressten oder geschnittenen Knoblauch rasch zu verzehren.

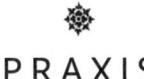

PRAXIS

Iss einen Monat lang vor dem Zubettgehen eine große Knoblauchzehe.

Am besten in kleine Stückchen schneiden und zwei Minuten warten, damit sich genügend Allicin bildet, und dann mit Wasser schlucken. Allerdings verursacht es Körpergeruch. Ob es aber schlimmer ist, während dieser Kur den Knoblauchgeruch zu ertragen oder sich mit immerwährenden Darmgasen abzufinden, muss jeder selbst wissen.

Knoblauchöl in Kapseln verursacht keine Körperausdünstungen und ist von daher sehr gut im Alltag zu nutzen. Es wird von Menschen bevorzugt, die eine Abneigung gegen Knoblauch haben oder ihn nicht vertragen. Bitte unbedingt auf Qualität achten!

Ätherische Öle

Öle von Gewürzen wie Oregano, Nelke, Zimt und Dill haben wesentlich mehr Kraft als frische oder getrocknete Kräuter. Speziell Oreganoöl hat eine antiparasitäre Wirkung. Es gibt ätherische Öle in Lebensmittelqualität, die auch als Lebensmittel deklariert werden.

Bis zu dreimal täglich drei Tropfen dieser Öle kann man nehmen, sonst wird es zu intensiv. Weniger ist mehr!

Entweder tropft man in eine leere Kapsel und schluckt es, oder man gibt es zusammen mit dem Saft einer halben frisch gepressten Zitrone in ein Glas Wasser.

Man kann die Tropfen auch mit etwas Kokosöl mischen und dann schlucken. Folgende Öle kann man abwechselnd zu sich nehmen: Oregano, Nelke, Zimt, Rosmarin, Kümmel, Dill, Schwarzer Pfeffer, Weihrauch, Zitronengras.

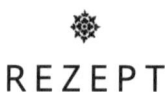

REZEPT

Anti-Parasiten-Trunk

1 Liter Wasser
10 g getrocknetes Bohnenkraut
10 g Kreuzkümmelsamen
5 g getrocknete Melisse
50 g getrockneter Thymian
50 g getrocknete Wacholderbeeren
10 Stück getrocknete Gewürznelken
20 g getrockneter Ysop

In einem abgedeckten Topf langsam köcheln lassen, bis die Flüssigkeit auf die Hälfte reduziert ist. Danach durchsieben, bis zur Körpertemperatur abkühlen lassen und mit 200 Millilitern Aloe-vera-Gel vermischen und über den Tag verteilt trinken. Am besten sieben Tage lang als Kur anwenden.

Birkenpulver

Fein gemahlene Birkenrinde ist ein wirksames Antiparasitenmittel und wird von russischen Heilern als Monatskur zur Stärkung und Reinigung empfohlen. Morgens einen halben Teelöffel auf die Zunge geben und mit einem Glas warmen Wassers langsam hinunterspülen.

Gesunde Ernährung ist auch hier basische Ernährung

Ernähren wir uns basisch, kann sich der Körper selbst gegen Parasiten schützen. In einem basischen Körper fühlen sich Parasiten unwohl und können sich nur schwer ausbreiten. Wie sagte Lumiras Oma immer? »Kampf gegen Krankheit ist gut, Prophylaxe ist besser.« Und die beste Prophylaxe gegen körperliches Leid sind nun einmal gesunde Ernährung, positive Gedanken, gutes Wasser, frische Luft und viel Bewegung. Das ist der Idealzustand, aber im Normalfall ist die Notwendigkeit einer speziellen Parasitenprophylaxe nicht von der Hand zu weisen.

Anti-Parasiten-Kur zur Prophylaxe

Die richtige Ernährung steht naturgemäß im Mittelpunkt. Ernähre dich einen Monat lang, dies am besten zweimal im Jahr, möglichst basisch. Basische Nahrungsmittel sind Gemüse, Salate, Esskastanien, Kräuter. Zu 80 Prozent sollte der Inhalt deines Tellers aus ihnen bestehen.

Die anderen 20 Prozent können säurebildende, aber gesunde Lebensmittel sein wie Pseudogetreide (Buchweizen, Quinoa, Amarant), Hülsenfrüchte, Nüsse, Fisch, Biotofu oder auch säuerliche Früchte wie Grapefruit, Zitrone, Granatapfel, säuerliche Äpfel und Beeren. Wer auf tierische Produkte nicht verzichten will, kann Bioeier und ab und zu Biohähnchen essen.

Absolut zu meiden sind Weißmehl, Zucker, Milchprodukte und verarbeitetes Fleisch. Auch Trockenfrüchte und sehr süße Früchte sind während der Kur zu meiden.

Etwa zwei Liter stilles Wasser oder Trinkwasser aus der Leitung trinken.

Intensivkur bei Parasitenbefall

Hier führst du die oben beschriebene Ernährungsweise drei Monate lang konsequent durch.

Parasiten ernähren sich von Zucker, Fruchtzucker, Kohlenhydraten und Vitalstoffen, die wir konsumieren. Da die Parasiten durch ihren Stoffwechsel viele Toxine produzieren, ist es wichtig, während der Kur den Körper mit Mineralstoffkomplexen sowie Basenprodukten zu unterstützen.

Auch nach der Parasitenkur braucht der Körper Vitalstoffe (Nahrungsergänzungsmittel), um die Speicher wieder

zu füllen (Mineralstoffe, Vitamine, Fettsäuren und Aminosäuren).

5. Mikroflora und Dysbakterie

Die Bakterien leben durch uns,
und wir leben durch sie.

Lumira

Als **Mikroflora** wird die Besiedelung unseres Körpers mit
Bakterien und Pilzen bezeichnet. Jeder Mensch verfügt über
eine eigene Mikroflora, die als natürliches Abwehrsystem
fungieren sollte, und zwar auch gegen Pilze. Der Begriff »Flo-
ra« sollte hier nicht als Hinweis auf pflanzliches Leben ver-
standen werden, sondern bedeutet, dass es sich um kleinste
Lebewesen, eben Mikroorganismen, handelt. Einen Krank-
heitsprozess, der durch eine in Quantität und/oder Qualität
von der Norm abweichende Mikroflora im Darm und/oder
Mund-Rachen-Raum ausgelöst wird, bezeichnet man auch
als **Dysbakterie**.

Schon bevor das Neugeborene das Licht der Welt erblickt,
kommt es in Kontakt mit Mikroorganismen, die sein eigener
Organismus bisher nicht kannte. Sobald es den Geburtskanal zu passieren beginnt, nimmt es sie über Nase und Mund
in sich auf. Das ist ein ganz entscheidender Moment, denn
umgehend beginnt sein Organismus eine eigene Mikroflora
zu entwickeln. Im jungen Körper entsteht ein Lebensraum
für Millionen Mikroorganismen – und ein absolutes Unikat,
das es in dieser Form noch nie gab und niemals wieder geben

wird. Diese Tatsache allein kennzeichnet schon den Reichtum und die Komplexität dieses »Mikrobioms«.

Im gesunden Zustand leben Körper und Mikroorganismen in einer perfekten Symbiose. Das bedeutet, die Bakterien leben durch uns, und wir leben durch sie: Alles ist im Einklang und Gleichgewicht und nützt sich gegenseitig. Leider ist der ursprünglich gegebene Zustand aber nicht der Normalzustand. Umwelt, Lebensstil und Ernährung entsprechen nicht mehr den naturgegebenen Lebensbedingungen unseres Körpers. Wenn ein Kind durch Kaiserschnitt geboren wird, findet die Erstbesiedlung seines Organismus mit Mikroorganismen, die sich im Geburtskanal der Mutter befinden, nicht statt. Es kann zur Fehlbesiedlung mit pathogenen Keimen und zu ersten gesundheitlichen Störungen in Form von Verdauungsproblemen und Infektanfälligkeit kommen.

Die nützlichen Mikroorganismen in uns leisten eine immens wichtige Arbeit. Sie produzieren zum Beispiel antimikrobielle Substanzen, die krank machende Bakterien fernhalten und maßgeblich an unserer Verdauung beteiligt sind. Neben den nützlichen Mikroorganismen gibt es auch eine geringe Anzahl von körpereigenen Keimen. Im gesunden Zustand sind diese Krankheitserreger unter Kontrolle, der Körper reguliert sich selbst.

Nahezu jeder heutige Mensch kennt folgenden Effekt: Nach der Einnahme von Antibiotika ist die Darmflora in Mitleidenschaft gezogen, sodass Magen und Darm rebellieren. Es kann sogar zu Pilzbefall kommen, und man wird letztlich anfälliger für Infekte als zuvor. Wiederum wird ein Antibiotikum verordnet, und schon stecken wir mitten in einem Teufelskreis, der uns immer weiter schwächen kann. Es liegt daran, dass durch das Antibiotikum auch nützliche

Mikroorganismen unterdrückt wurden und die krank machenden wuchern können.

Hippokrates sagte: »Der Tod sitzt im Darm.« Doch auch die Gesundheit sitzt im Darm, und es liegt in diesem Fall an uns, wofür wir uns entscheiden!

Wir fassen im Folgenden noch einige interessante Fakten zusammen:

- Die Dickdarmmikroflora ist ein wichtiger Teil des Mikrobioms. Schätzungsweise 100 Billionen Mikroorganismen leben in jedem Menschen. Das bedeutet, in jedem Gramm Stuhl leben mehr Bakterien, als es Menschen auf der Erde gibt! Nur so viel dazu, dass jeder Mensch ein Ökosystem für sich darstellt.

  In einem gesunden Gleichgewicht produziert unsere Darmflora Substanzen, die dafür sorgen, dass Krankheitserreger, Fäulnisbakterien, Pilze und Viren in der Unterzahl bleiben. In der Darmschleimhaut werden lebenswichtige Immunzellen produziert, die über die Lymphbahnen in den Körper gelangen.

- Durch die Zersetzung von Ballaststoffen und Zellulose bildet die Dickdarmmikroflora Vitamine und essenzielle Aminosäuren. Diese sind unerlässlich für eine gute Verdauung und optimale Nährstoffumwandlung.

- Die nützlichen Bakterien helfen, das Gleichgewicht der Mikroflora aufrechtzuerhalten. Sie verhindern, dass Fremdstoffe und Allergene in die Darmwand eindringen und von dort ins Blut und Gewebe gelangen. Somit schaffen sie eine wichtige Barriere und schützen den Körper.

- In einem gesunden menschlichen Körper sind die meisten Bakterien nützlich und hilfreich, um Lebensmittel zu verdauen und wichtige Stoffe zu synthetisieren.

Pro- und Präbiotika

Mit der Wahl unserer Nahrung und guten Essgewohnheiten können wir viel dafür tun, dass die Mikroorganismen in unserem Körper in einem gesunden Gleichgewicht bleiben, dass also weder die ungünstigen wuchern noch die nützlichen in zu geringer Anzahl vorhanden sind. Darüber hinaus können wir Prä- und Probiotika nutzen, um die Mikroflora auszubalancieren.

Bei **Probiotika** denken viele an Joghurt. Das kommt daher, dass die Werbung uns das Wort wirksam in Verbindung mit Joghurt eingeprägt hat. Dabei ist in den meisten Joghurtprodukten kaum etwas vorhanden, was als »probiotisch« qualifiziert werden kann. Und selbst wenn: Aus gutem Grund ist die klassische Verabreichungsform von Probiotika die Kapsel. Die Wirkstoffe (lebende Bakterien) müssen, um überhaupt den Darm zu erreichen, ja den ganzen übrigen Verdauungstrakt passiert haben.

Als **Präbiotika** bezeichnet man unverdauliche Nahrungsmittelbestandteile, die den guten Bakterien im Darm als Nahrung und Energiequelle dienen. Es sind wasserlösliche Ballaststoffe, die von den Darmbakterien verstoffwechselt werden, sodass diese Bakterien sich vermehren und gut gedeihen können. Präbiotika finden wir beispielsweise in Chicorée, Topinambur, Schwarzwurzel, Zwiebel, Knoblauch, Lauchgewächsen und Löwenzahnblättern. Jeden Tag etwas davon zu sich nehmen, und die probiotischen Bakterien haben etwas zum Essen und vermehren sich.

Wann ist es sinnvoll, Probiotika einzunehmen?

Auf alle Fälle nach der Verabreichung von Antibiotika, aber auch zur Unterstützung bei Verstopfung, Blähungen und Durchfall, zur Stärkung der Abwehrkräfte bei Allergien, bei Pilzbefall, zur Unterstützung der Behandlung von Entzündungen im Darm und bei Reizdarmsyndrom.

Natürliche Quellen probiotischer Bakterien

Es gibt durchaus Lebensmittel, die unserem Darm als Quelle guter, lebender Bakterien dienen können, weil man sie mittels Fermentation zubereitet hat: etwa Sauerkraut, Sauerkrautsaft, Brottrunk, Salzgurken und fermentiertes Gemüse.

TIPP

Aber Achtung! Haben wir bereits eine Dysbakterie, dann können wir durch solche Lebensmittel noch mehr Blähungen auslösen. In diesem Stadium eignet sich die Kapsel als Verabreichungsform. Sobald die Verdauung nachhaltig gebessert ist, können wir langsam und vorsichtig beginnen, fermentiertes Gemüse zu essen.

6. Verspannt und ausgebrannt: psychischer Stress

Jede Minute,
die man lacht, verlängert
das Leben um eine Stunde.

Chinesisches Sprichwort

Nicht wenige Menschen reagieren auf Stress mit Blähungen, ohne dass sie es wissen. Dabei handelt sich um ein Paradebeispiel für das engmaschige Zusammenwirken von Seele und Körper. Im Sinne der Krankheitsbilderdeutung sind typische Stressoren, die für das Zustandekommen von Blähungen verantwortlich zu machen sind:

- etwas Konfliktträchtiges nicht »verdauen« können
- sich starrsinnig in etwas »verbeißen«
- etwas allzu »schwer nehmen«

Was im Fall von psychischem Stress auf der physischen Ebene im Hormonhaushalt verläuft, haben wir bereits am Anfang beschrieben. Im Hinblick auf Verdauung und Stoffwechsel kommt es zu einer spontanen Übersäuerung, die pH-Werte im Körper verändern sich, Kohlendioxid sickert aus dem Blut in den Darm und vergrößert dessen Volumen. Endet der Stress, bildet sich das Kohlendioxid zurück. Doch leider, leider, ist psychischer Stress unter den heutigen Lebensbedingungen allzu oft eine Konstante. Wenn aber die psychischen Spannungen konstant sind, bleiben auch die Blähungen auf Dauer. Somit ist es immer nützlich zu lernen, wie man sich entspannt. Nachhaltige Besserung verspricht aber nur eine spürbare Stressreduktion. Hinweise, Tipps und Übungen dazu gibt es im Buchteil, der sich mit der Verbesserung der Lebensbedingungen und des Lebensstils befasst.

Die Galle:
Nummer eins im Bauch

Was macht die Schönheit, die Hässlichkeit,
die Gesundheit, die Krankheit, den Geist oder
die Dummheit eines Menschen aus?
Ein kleiner Unterschied der Organe,
etwas mehr oder etwas weniger Galle.

Luc de Clapiers Vauvenargues
(französischer Philosoph und Schriftsteller)

In der altrussischen Medizin ist die Gallenblase »Organ Nummer eins«. Sie wird auch als »Dirigentin im Bauch« bezeichnet und steht im Zentrum der Betrachtung. Die kleine Gallenblase gibt den anderen Bauchorganen den Takt vor und sorgt dafür, dass sie als perfekt eingespieltes Ensemble harmonieren. Aus Sicht der altrussischen Medizin ist eine gesunde, starke Gallenblase von überragender Bedeutung. Ohne funktionierenden Stoffwechsel sind wir ständig mit der Sorge um unsere Gesundheit beschäftigt, und es fehlt die Kraft, um unsere geistigen Aufgaben zu erfüllen. Die Folge: Das Universum Mensch gerät aus der Balance.

Im Unterschied zur Traditionellen Chinesischen Medizin, wo den Nieren eine zentrale Stellung zugeschrieben wird, ist in der altrussischen Medizin die Gallenblase von überragender Bedeutung. Auch Funktionsstörungen der Nieren werden als Resultat einer Störung der Gallenblasenaktivität betrachtet. Im Hinblick auf Prophylaxe und Rehabilitation gilt dem Gallefluss – vor allem in Zusammenhang mit der Leber – besondere Aufmerksamkeit.

Warum ist das so? Punkt eins: wegen der Bauchspeicheldrüse. Die dort produzierten Fermente benötigen Galle, um aktiv werden zu können. Sonst kommen sie gar nicht richtig ins Arbeiten. Galle bewirkt, dass Eiweiß, Fett und Kohlenhydrate aufgeschlossen werden. Sonst wird unzureichend verdaut, es entstehen Gase und zwangsläufig Blähungen. Auch der Zustand der Bauchspeicheldrüse selbst verschlechtert sich: Ein Organ muss wie vorgesehen arbeiten, um gesund zu bleiben.

Punkt zwei: Galle aktiviert die Motorik des Darms. Wenn zu wenig dieser Flüssigkeit aus der Gallenblase abfließt, leidet die mechanische Arbeit des Darms, die so eminent wichtig für den gesamten Verdauungsprozess ist. Verstopfungen und wiederum Blähungen werden unvermeidlich.

Punkt drei: das endokrine System. Von der herabgesetzten Leistung des Darms ist nicht nur die Verdauung betroffen, sondern auch das endokrine System, denn im Darm wird Serotonin gebildet. Fehlt dieses »Glückshormon«, sind psychische Folgen unausweichlich. Letztlich ist die bittere Galle zu einem Gutteil dafür verantwortlich, dass der Mensch nicht »verbittert«! Es sind eben durchaus nicht immer nur psychische und soziale Konflikte, die einen Menschen »schwierig im Umgang« machen. Die altrussische Medizin stellt sowohl physische als auch psychische Aspekte in Rechnung, um das ganze Bild im Auge zu behalten.

Punkt vier: das Nervensystem. Im Rahmen der medizinischen Korrespondenzenlehre, die davon ausgeht, dass jedes Organ eine »Vertretungszone« hat, die seinen gesundheitlichen Zustand reflektiert, sagt der Zustand von rechter Schläfe, rechtem Halsbereich und rechter Schulter etwas über den Zustand der Gallenblase aus. Dort verlaufen Zwerchfellnerv und Vagusnerv, und wenn etwas mit der Gallenblase nicht in Ordnung ist, kann es zu Schmerzen in der rechten Schulter, chronischen Verspannungen im Halsbereich und Spannungskopfschmerzen kommen. Typisch ist, dass die Kopfschmerzen an der rechten Schläfenseite beginnen und sich von dort ausbreiten. In schlimmen Fällen kommt es zu einer Migräne, die bis zu drei Tage anhalten und sogar Arbeitsunfähigkeit bewirken kann.

Auch Pilze und Parasiten kommen wieder ins Spiel. Mangels ausreichender Galle entstehen ungesunde Gärungsprozesse und begünstigen die Übersäuerung des Organismus. Es hängt eben »alles mit allem zusammen«, und gewisse Folgen zeigen sich, gänzlich unerwartet, an einer weit entfernten Körperstelle. Typisch ist, wenn Fußpilz und Nagelpilz sich hartnäckig halten, allen äußerlichen Gegenmaßnahmen zum Trotz. Erst wenn Gallenblase und Leber geholfen wird, wird auch dieser lästigen Angelegenheit oft endlich abgeholfen.

Außerdem beeinflusst die Galle die Qualität der Synovialflüssigkeit (Gelenkschmiere). Ein Stau der Galle kann die letztendliche Ursache eines vielen Menschen bekannten, unangenehmen Geräuschs sein: dem »Knirschen« eines Gelenks bei der Bewegung. Das Geräusch selbst ist nur

Begleiterscheinung, viel schlimmer sind die gesundheitlichen Folgen, nämlich eine erhöhte Abnutzung des betroffenen Gelenks. Auch da wird die wahre Ursache oft verkannt und der Patient nur auf sein spezifisches Symptom hin behandelt.

Besteht die Beeinträchtigung des Gallenabflusses über längere Zeit – wir sprechen unter Umständen von vielen Jahren –, dann bilden sich in ihr zunächst Eindickungen, dann Sediment (»Sand«) und schließlich harte Fremdkörper, die »Steine«. Im fortgeschrittenen Stadium des Krankheitsprozesses gestaltet sich der typische Leidensweg des Patienten so: Wegen starker, wiederkehrender Schmerzen an der rechten Seite, besonders nach dem Essen, sucht er seinen Arzt auf. Durch Ultraschalluntersuchung wird festgestellt, dass sich in der Gallenblase Steine entwickelt haben. Standardmäßig empfohlen wird eine Operation.

Wie gefährlich sind Gallensteine?

Dieser Frage wollen wir uns jetzt stellen. Ebenso der Frage nach sanften, alternativen Behandlungsmethoden.

Beginnen wir mit der Anatomie der »Dirigentin des Bauchs«, unserer Gallenblase. Der Gallengang, der aus der Gallenblase herausführt, hat normalerweise einen Durchmesser von etwa vier Millimetern. Ein einzelner Gallenstein kann einen Durchmesser von drei Zentimetern erreichen! Ein so großer Fremdkörper kann nicht in den Gallengang rutschen und ihn verstopfen. Er bleibt in der Gallenblase liegen, und die Galle kann immer noch um ihn herum abfließen. Damit kann man unter Umständen den Rest seines Lebens verbringen, ohne dass ein Eingriff notwendig ist.

Ein Gallenstein mittleren Durchmessers (drei bis sieben Millimeter) ist tendenziell bedrohlicher. Er kann in den leicht dehnbaren Gallengang mitgezogen werden und dort eine Verstopfung hervorrufen, was heftige Beschwerden verursacht. Um zu vermeiden, den Bauch aufzuschneiden, wird heute vielfach auf eine Endoskopie zurückgegriffen. Eine Sonde wird zunächst in den Magen, dann über den Zwölffingerdarm in den Gallengang eingeführt, um an den Stein zu gelangen und ihn herauszubekommen.

Sind die Steine sehr klein, fließen sie in der Regel problemlos mit der Galle ab, sobald der Gallefluss nachhaltig verbessert worden ist. An dieser Stelle setzen bestimmte Methoden der altrussischen Volksmedizin an – sowohl therapeutisch als auch prophylaktisch. Sie können sogar helfen, einen großen Stein aufzulösen. Bei stecken gebliebenen Steinen bleibt immer noch der endoskopische Eingriff, bevor als Ultima Ratio der Bauch aufgeschnitten und womöglich noch die Gallenblase gleich mit entfernt wird.

Gallensteine: Prophylaxe und Behandlung gemäß altrussischer Medizin

Wie kann es überhaupt sein, dass aus der normalerweise dünnflüssigen Galle etwas wird, das so dicht und hart ist wie Stein? Was kann ich tun, um es zu vermeiden? Und wenn die Steine schon da sind, welche Therapie ist für meinen Fall die richtige? Die gute Nachricht ist, dass bestimmte Maßnahmen, die Prophylaxe ermöglichen, auch für die Therapie geeignet sind. Die weniger gute ist, dass die Sedimentierung der Gallenflüssigkeit nicht allein durch mangelnde Prophylaxe, sondern auch durch ungeeignete therapeutische Maßnahmen begünstigt werden kann.

Im Sinne der altrussischen Medizin ist der Arzt für die Krankheit, der Patient für seine Gesundheit zuständig. Deshalb wird es im Folgenden darum gehen, die Betroffenen naturmedizinisch zu unterstützen, freilich ohne vom Gang zum Arzt abzuraten – der spätestens dann erfolgen muss, wenn es zu schmerzen beginnt. Widmen wir uns also zunächst der Frage »Wie entstehen Gallensteine?«.

Wie bildet sich Gallenflüssigkeit?

Nachdem die Nahrung den Magen passiert hat, gelangt sie in den Zwölffingerdarm. Darin befindet sich ein kleiner Abschnitt namens Zwölffingerdarmbirne: ein regelrechtes chemisches Labor, ausgestattet mit Rezeptoren, um die vom Magen durchmischte und teilweise verdaute Nahrungsmasse im Hinblick auf Menge und chemische Zusammensetzung, Viskosität (wie flüssig) und Fettgehalt zu analysieren. Wir konzentrieren uns auf Letzteres, denn für die Orchestrierung der Fettverdauung ist die Galle zuständig.

Der Galle werden also die Fette »gemeldet«, mit entsprechenden Signalen, die bei ihr das dementsprechende Maß an Aktivität auslösen, um ihre Flüssigkeit zu bilden. Das ganze Organ arbeitet daran, bis hin zum Sphinkter Oddi (Öffnung des Gallengangs zum Darm). Es geht nämlich darum, dem Darm genau das richtige Maß an Gallenflüssigkeit einzuspritzen, damit er die Verdauung des ihm überlassenen Fetts ordentlich zu bewältigen vermag. Ist es eine große Menge, wird entsprechend mehr Galle freigegeben, bei kleineren Fettmengen – etwa nach dem Genuss eines »gesunden Frühstücks« mit Obst, Haferbrei oder Flocken plus fettarmer Milch – hingegen entsprechend weniger: Alles ist gut gemeint, im Sinne »bewusster Ernährung«! Allerdings meist ohne dabei in Rechnung zu stellen, was für die Fettverdauung gilt: Umso weniger Fette aufgenommen werden, desto weniger Galle wird gebraucht! Damit kommt die **erste Ursache** für Gallensteine in Sicht: unverbrauchte Gallenflüssigkeit.

Die ganze Nacht über, während das Gehirn schlief, hat die Gallenblase sich nämlich fleißig auf den kommenden Tag vorbereitet. Sie nahm von der Leber die dort produzierte Flüssigkeit auf und speicherte sie, um sie am folgenden Tag der Verdauung zur Verfügung zu stellen. Womit aber beide Organe nicht gerechnet haben: Selbst wer heute »ernährungsbewusst« lebt, ernährt sich in der Regel nicht so, wie die Natur es will, sondern wie sein – selbstverständlich »wissenschaftlich begründeter« – Diätplan es ihm vorschreibt.

Zum Frühstück gibt es etwas in der Art wie soeben beschrieben, mittags dann Salat mit einer »leichten« – das heißt fettarmen – Beilage. Vielleicht wird dann abends ja doch noch »richtig zugelangt«, weil der Mensch schließlich nicht ganz die Lust am Essen verlieren will. Abgesehen von der Belastung für den Bauch, wenn abends übermäßig gegessen wird: Es ist gar nicht möglich, auf einmal so viel zu essen, um den Gallenvorrat für einen ganzen Tag zu verbrauchen. Trotzdem hat dieser Mensch, der ja alles richtig machen will, wegen des reichhaltigen Abendessens ein schlechtes

Gewissen und holt seinen »Rückstand« am nächsten Tag wieder auf, indem er dann abends umso fettärmer isst.

Und die liebe Galle? Wie geht es ihr unterdessen? Was sie so fleißig produziert hat, wird ja gar nicht gebraucht. Wohin nun damit? Was also macht eine Dirigentin ohne Orchester? Luftgitarre spielen? Aber Spaß beiseite, es ist ein sehr ernstes Thema. Bringen wir es in klaren Worten auf den Punkt: Die nicht verbrauchte Gallenflüssigkeit stockt, sie wird zusammengepresst, dadurch dicker und dicker, bis sie erstarrt und schließlich »versteinert«. Das ist dann auch wieder nur natürlich, leider aber sehr unerwünscht.

Wir müssen uns die Menge an Flüssigkeit vergegenwärtigen, die der Galle von der Leber zur Verfügung gestellt wird. Bei einem Menschen mit einem Körpergewicht von etwa 70 Kilogramm werden in der Leber täglich ein bis eineinhalb Liter Flüssigkeit produziert, die sie der Verdauung zur Verfügung stellt. Das ist die Norm, und alles fließt in die Gallenblase. Zu deren Aufgabe gehört die Regulierung der Konzentration dieser Flüssigkeit, und das Resultat nennen wir »Galle«. Die Natur ist stark und geduldig, und der Sedimentierungsprozess unverbrauchter Galle verläuft ganz allmählich. Dass da etwas stockt und erstarrt, bemerkt der Mensch lange Zeit nicht. Es kann Jahre dauern, bis die ersten Symptome kommen. Auf dem Ultraschallbild allerdings kann man dann schon längst den »Gallensand« sehen, also die Vorstufe zum »Stein«.

Fassen wir zusammen: Wenn das Organ Galle tagsüber »ins Bett geschickt« wird, statt ordnungsgemäß gefordert zu werden, wird die natürliche, harmonische Orchestrierung des Trios aus Leber, Galle und Darm zu einem schmerzlichen Missklang. Ernährungsmedizinisch ausgedrückt: Ohne genügend vom viel kritisierten Fett in der Nahrung wird die Bildung von Gallensteinen noch gefördert. Wir dürfen hinzufügen: Auch unregelmäßiges und/oder nur einmaliges Essen am Tag wirkt in die gleiche Richtung.

Nun zur **zweiten Ursache**. Dazu müssen wir auf die Zwölffingerdarmbirne zurückkommen, unser internes chemisches Labor, das die im Magen teilweise verdaute Nahrung analysiert und die Ausschüttung von Galle entsprechend steuert. Die Zwölffingerdarmbirne bereitet in jenem Moment Probleme, da sie sich zu verkrampfen beginnt. Das ist durchaus wörtlich gemeint, als physische Verkrampfung, zum Beispiel durch einen Parasitenbefall des Zwölffingerdarms bedingt. Die Ursache kann aber auch eine psychische »Verkrampfung« sein: Verdrängter Zorn zum Beispiel, chronische Verbitterung, nachtragende Wut stellen ein spezifisches Stresssyndrom dar und können auf der physischen Ebene dazu führen, dass die Zwölffingerdarmbirne verzerrte Signale an den Gallenflussmechanismus sendet.

Als **dritte Ursache** kommt eine Verkrampfung des Gallenausgangs selbst infrage. Auch hier spielen oft Parasiten eine Rolle und daneben das oben beschriebene Stresssyndrom. Jetzt kommt es zu folgender Erscheinung: Statt dass die Galle aus der Gallenblase in den Gallengang gepresst wird, bleibt sie an der nun verschlossenen Öffnung des Sphinkter Oddi stehen. Daraufhin steigt der Druck in der Gallenblase, denn es fließt ja weitere Galle nach. Der typische Begleitschmerz findet seinen Ausdruck rechts am Rippenbereich, vor allem nach einem üppigen und fetten Essen. Viel Fett braucht viel

Galle, und die Aktivität der Gallenblase passt sich, wie wir gesehen haben, den äußeren Anforderungen an. Bei Verschluss des Gallenausgangs steigt dann der Gallendruck unter heftigen Schmerzen rasant an.

Es ist nicht richtig, Fette pauschal zu verdammen. Durch eine fettarme, gar fettfreie Diät wird weniger Galle angefordert, und die Staugefahr steigt, was wiederum die Bildung von Gallensteinen begünstigt.

Somit haben wir die drei Ursachen für die Gallensteinbildung erläutert. Diese kommen allerdings selten einzeln vor, meist spielen sie zusammen eine Rolle.

In Russland ist in jüngerer Vergangenheit seitens der russisch-orthodoxen Kirche die »Große Fastenzeit« vor Ostern gezielt gefördert worden. Auch nicht gläubige Menschen machen mit. 40 Tage lang soll man weder Fleisch noch Fisch und weitgehend fettfrei essen. Manche stellen dann sogar auf vegane Ernährung um. In zahlreichen Restaurants gibt es besondere Fastenmenüs, vegan und fettfrei.

Ganz logisch: Wer fastet, sammelt viel Galle an, denn diese Flüssigkeit wird, wie wir gesehen haben, unablässig produziert. Doch dann kommt Ostern, und es gibt üppiges Essen und jede Menge Hühnereier. Der Körper bekommt Fett im Übermaß, was zur Verdauung besonders viel Galle erfordert. Natürlich aber ist im Bereich des Zwölffingerdarms sowieso schon alles verkrampft und der Gallenstau nicht wegzudiskutieren. Rät der kluge Doktor jetzt etwa dazu, keine Eier und kein Fett mehr zu essen, wenn nun jemand mit den charakteristischen Bauchschmerzen zu ihm kommt? Gewiss nicht, wenn er noch etwas von altrussischer Medizin versteht! Er wird zunächst fragen, ob sein Patient sich am 40-Tage-Fasten beteiligt hat. Wenn ja – und es sich nicht um jemanden handelt, der chronische Gallenprobleme hat –, wird er seinem Patienten raten, einfach abzuwarten, bis seine überschüssige Gallenflüssigkeit aufgebraucht ist, und ihm zur Unterstützung eine Kur zur Entspannung des Gallenausgangs empfehlen (siehe unten). Dann dürften die Schmerzen auch wieder verschwinden, und der Patient hätte zweierlei Gutes für seine Gesundheit getan: erstens seinem Körper durch das Fasten eine Grundreinigung gegönnt und zweitens anschließend seine »Dirigentin im Bauch« tatkräftig bei der Arbeit unterstützt, wobei auch einiger »Sand« vor die Tür gekehrt worden sein dürfte!

Ein wirklich sehr weiser Doktor indes würde dem Patienten auch Folgendes raten:

Du musst verstehen, dass du während der Fastenzeit Maßnahmen ergreifen solltest, die den Abfluss der Galle fördern, damit du gar nicht erst in das Problem Gallenstau gerätst. Greifst du dafür zu gekauften Hilfsmitteln, sollten sie naturbelassen sein.

Die folgenden Rezepte und Ratschläge kannst du nutzen, um den Abfluss der Galle zu fördern – sowohl bei Beschwerden als auch prophylaktisch (während der Fastenzeit und regelmäßig bei veganer Ernährungsweise). Was bewirken wir dadurch? Vor allem eine Entspannung des Zwölffingerdarms, des Sphinkter Oddi und der Gallengänge. Wenn aber schon Steine da sind, können sie womöglich auf sanfte Art und

Weise weiterbefördert werden; zumindest aber dürfte eine schmerzlindernde Wirkung erzielt werden.

Bitterstoffe helfen der Galle

Die altrussische Volksmedizin empfiehlt bei Druck im rechten Bereich den Verzehr bitterer Kräuter, auch bitterer Salate, weil sie den Gallenabfluss unterstützen: Wermut, Löwenzahn, Löwenzahnwurzel, Beifuß, Schafgarbe, Enzian, Wegwartewurzel, Dillsamen, Ackerkraut (Gemeiner Odermenning), Salbei, Pfefferminz, Ingwer, Aloe vera, Rucola, Chicorée, Artischocke, Endiviensalat, Radicchio, Schwarzer Rettich, Rosenkohl.

Die pflanzlichen Bitterstoffe verhelfen zu sanftem, allmählichem Abfluss der Galle. Löwenzahn wirkt dazu noch krampflösend. Die Gallengänge werden entspannt, die Galle kann abfließen, der Gallendruck fällt, die schmerzhaften Symptome an der rechten Seite klingen ab.

Du solltest natürliche Bitterstoffe in deinen täglichen Ernährungsplan integrieren. Man muss sich vielleicht etwas daran gewöhnen, aber mit der Zeit schmeckt es wirklich lecker.

TIPP

Im Sommer Kräuter am besten frisch verwenden, im Winter getrocknet als Tee und Gewürz. Wer es ganz traditionell will, bereitet Tinkturen auf Alkohol.

Löwenzahntinktur/Löwenzahntee zur Entkrampfung des Gallenausgangs

Dieses Rezept ist »typisch altrussisch«; die Tinktur wird so lange zum Essen getrunken, bis die Symptome verschwunden sind. 50 Gramm Löwenzahn in 0,7 Liter Wodka für ungefähr zwei Wochen dunkel und kühl lagern. Filtrieren und einen Teelöffel voll zu jeder Mahlzeit einnehmen. Wer keinen Alkohol zu sich nehmen will, dem sei Löwenzahntee empfohlen.

Ackerkrauttee für verbesserten Gallenabfluss

Ein Teelöffel getrocknetes Ackerkraut wird mit 250 Milliliter Wasser überbrüht. Vor dem Trinken zehn Minuten ziehen lassen. Dreimal am Tag vier Wochen lang vor dem Essen zu sich genommen, fördert es den Gallenabfluss. Danach kann man mit anderen Tees weitermachen, zum Beispiel mit der Leber-Galle-Teemischung (nächstes Rezept).

Leber-Galle-Teemischung zur Entkrampfung des Gallenausgangs

1 TL getrocknete Pfefferminzblätter
1 TL getrocknete Löwenzahnblätter
1 TL getrocknetes Schafgarbenkraut
1 TL Fenchelsamen
1 TL Kümmelsamen
1 TL Süßholzwurzel

Mit 200 Millilitern kochendem Wasser übergießen. Abdecken und 10–15 Minuten ziehen lassen. Morgens eine Tasse des frisch zubereiteten Tees eine halbe Stunde vor den Mahlzeiten trinken. Dient als Unterstützung für Leber und Gallenblase zwecks besseren Gallenabflusses. Auch bei Völlegefühl, Blähungen und sonstigen Verdauungsbeschwerden.

Sechswochenkur, um Gallensteine sanft zu lösen

Einen Liter **Gurkensaft** über den Tag verteilt zwei Wochen lang trinken. Danach zwei Wochen zwei Esslöffel **Schwarzer-Rettich-Saft** vor jeder Mahlzeit einnehmen; das aktiviert auch Leber und Bronchien. Dann nochmals zwei Wochen lang einen Liter **Staudenselleriesaft** über den Tag verteilt trinken. Für eine besonders nachhaltige Wirkung die Kur wiederholen.

> ## TIPP
>
> Diese drei Säfte üben auch eine antiparasitäre Wirkung aus und können prophylaktisch getrunken werden.

Es macht Sinn, die Kur mit Aloe-vera-Gel zu ergänzen. Es enthält ebenfalls natürliche Bitterstoffe und wirkt antibakteriell, antimykotisch und antiviral. Anwendung: täglich 50 bis 100 Milliliter Aloe-vera-Gel zu sich nehmen.

Die richtigen Öle und Fette zu sich nehmen

Gute Fette wie Oliven-, Sonnenblumen-, Sesam-, Kokos-, Leinsamen- und Weizenkeimöl sind für Leber und Galle ein Muss. Diese Fette helfen beim Abfluss der Galle mit.

Warm essen und die Leber entspannen

Die Leber liebt Warmes, Flüssiges und Schleimiges. Gerade wenn wir Gallensteine loswerden möchten, ist es wichtig, regelmäßig warm zu essen, mindestens dreimal am Tag und mit Zugabe von gutem Öl. Zu meiden ist dann Kaltes in jeder Form, aber auch Trockenes wie Brot, Zwieback oder Kekse. Alkohol, Milchprodukte, Zucker, Kaffee und Trockenfrüchte sind verschärft zu meiden (zu diesen Genussmitteln siehe unten).

TIPP

Speise in einer angenehmen und ruhigen Atmosphäre. Kaue gut. Lass keine Mahlzeit aus.

Die richtigen und genügend Eiweiße essen

Auch bei eiweißreicher Nahrung wird viel Galle gebraucht. Immer wenn wir Eiweiße essen, sorgen wir für Gallenabfluss – beileibe nicht nur mit Eiern und Fleisch! Hülsenfrüchte, Nüsse und Samen enthalten viel gesundes pflanzliches

Eiweiß, sind bekömmlicher und benötigen weniger Verdauungszeit als tierisches Eiweiß.

Wärme löst Verkrampfung

Zur Entspannung der Gallenblase und für verbesserten Abfluss der Galle ist äußere Anwendung von Wärme gut. Alle Gefäße, Kapillaren und Kanäle des Organs entspannen und erweitern sich, auch Zwölffingerdarm und Sphinkter Oddi entkrampfen. Täglich einmal die Wärmflasche auf die Lebergegend zu legen ist eine einfache, aber sinnvolle Maßnahme. Mit ins Bett genommen, hilft die Wärmflasche, entspannt einzuschlafen und besser durchzuschlafen.

Bewegung ist natürliche Massage

Bewegung, Bewegung, Bewegung – es kann wohl keine natürlichere Gallenstauprophylaxe geben. Früher musste nicht extra dafür gesorgt werden; auch die alten Menschen mussten sich mehr bewegen. Ob Fortbewegung, Beuge-, Streck- oder Drehbewegung des Körpers: Alles verbessert die Zirkulation im Leberbereich. Auch die Leber »geht da mit«, das ist einfach so. Stets erhält auch der Gallenfluss einen Impuls, es wird Stauungen vorgebeugt oder abgeholfen. In meiner eigenen Praxis habe ich die folgende Übung entwickelt:

ÜBUNG

Leg dich auf den Rücken. Bring deine Hände über den Kopf wie abgebildet.

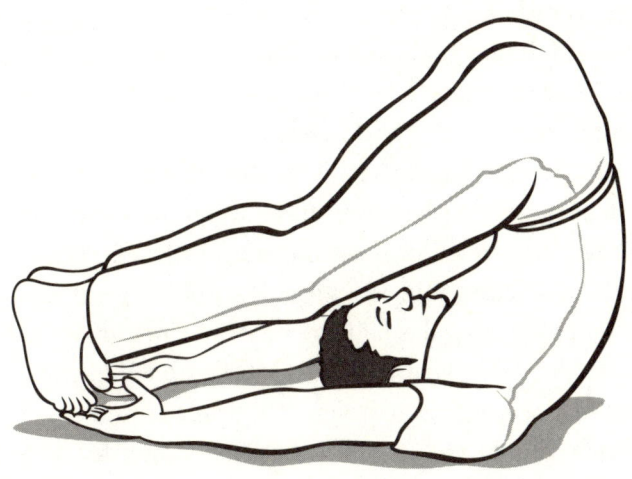

Übung zur Verbesserung der Zirkulation

Bring deine Beine jetzt hoch und dann ganz langsam über den Kopf. Versuche, mit den Fußspitzen die Handflächen zu berühren. Achte darauf, dass du den Hals nicht belastest! Wenn du die Beine nicht gerade halten kannst, beuge die Knie etwas. Wichtig ist die leichte Quetschung im Bauchbereich. Bleibe in dieser Position, so lange es dir guttut, und finde langsam und entspannt aus ihr heraus.

Verkrampfung lösen durch Stressabbau

Wie bereits erwähnt, ist chronischer Stress eine Ursache für Verspannungen und Verkrampfungen in Zwölffingerdarm und Sphinkter Oddi. Dabei geht es sehr häufig um ein seelisches Geschehen, das in der Psychologie auch als »territoriale Wut« bezeichnet wird. Der Begriff zielt auf eine disharmonische Verarbeitung von gefühlten Grenzüberschreitungen sowohl auf der körperlichen als auch auf der seelischen Ebene, auf die krank machende Empfindung von Machtlosigkeit gegenüber einem äußeren Aggressor.

Das muss nicht eine tatsächliche Person sein, es muss auch kein wirkliches Problem zugrunde liegen. Es kommt einzig und allein darauf an, dass die darunter leidende Person sich dauerhaft verletzt fühlt. Als Störer kommen unbedingt auch die kleinen Dramen des täglichen Lebens infrage: der kaputte Zaun des Nachbarn, zu laute Musik und Verkehrslärm, »Elektrosmog«, Infraschall von Windrädern und so weiter. Wer sich von so etwas in die Ecke getrieben fühlt, leidet meist auch noch darunter, dass er nicht immer ernst genommen wird.

»Verbitterung« ist dann eine ganz wörtlich zu nehmende Gefahr: Wir wissen nicht, wie es geschieht, aber es geschieht. Der betroffene Personenkreis neigt zu einer Überproduktion von Gallenflüssigkeit – mit allen beschriebenen, leidvollen Folgen. Es sprengt den Rahmen dieses Buchs, alle im Psychologischen liegenden Möglichkeiten zur Abhilfe zu behandeln. Angemessen erscheint aber doch ein erster Hinweis auf eine Methode, die im Bereich der altrussischen Medizin ganz erstaunliche Erfolge vorweisen kann. Siehe dazu das Kapitel »Keine Angst vor nützlichen Tieren«.

Verkrampfung weg – Schmerz weg

Kurz noch ein Blick auf empfehlenswerte Maßnahmen:

Rezepte und Anwendungen: Verzehr von Bitterstoffen sowie den richtigen Eiweißen und Fetten. Wärme.

Lebensstil: Bewegung und Stressabbau.

Selbstbehandlung: Bauchmassage mit Honig und Schröpfen, Hirudotherapie

Gesundheit, Vitalität und Lebensfreude: altrussische Volksmedizin ganz praktisch

Wir hatten das Glück, in unseren jeweiligen Familien frühzeitig mit Heilgeheimnissen der altrussischen Medizin vertraut gemacht zu werden. Dieses Wissen bildet die Grundlage, von der wir bei unserer gemeinsamen Arbeit ausgehen. Unsere Methoden wurzeln in zeitlosem Erfahrungswissen, das über Jahrhunderte hinweg angesammelt wurde. Die Grundlagen der Heilarbeit mit altrussischer Medizin sind vielfach erprobt und bewährt, und unsere Empfehlungen sowie Anwendungen sind den modernen Lebensverhältnissen angepasst. Altrussische Medizin soll und kann einen echten Mehrwert an Lebensqualität auch für den westlichen Menschen schaffen.

Wie bereits angedeutet, haben wir aus der einen oder anderen überlieferten Methode die Rigidität herausgenommen oder gemildert. Unsere russischen Vorfahren waren schon wegen des strengen Klimas sehr auf Abhärtung bedacht. Das war schlicht überlebensnotwendig. Sie kümmerten sich auch nicht groß um die Schmerzen, die mit mancher häuslichen Anwendung verbunden waren – weil sie wussten, es hilft.

Die moderne Medizin bekämpft nicht nur den Schmerz der Krankheit, sondern sucht dem Patienten möglichst auch die »Bitterkeit der Medizin« zu ersparen. Das ist sicher gut, hat aber auch manchem Missbrauch Tür und Tor geöffnet.

Der Mensch sucht Heilung, und er weiß intuitiv, dass Heilung immer auch Selbstheilung ist. Auch wünscht er sich Vitalität und Lebensfreude. Nicht zuletzt geht es um persönliche Ästhetik, Erhaltung der Beweglichkeit bis ins hohe Alter und Regenerationsfähigkeit von Körper und Geist. Zum heutigen Leben gehört, dass man seinen Vorstellungen von persönlicher Erfüllung nachgehen kann. Auswahl bereichert das Leben. Deshalb bieten wir ganz unterschiedliche Dinge an, für ganz unterschiedliche Lebensgewohnheiten.

Wir alle sind verschieden. Doch vor den Gesetzen der Natur sind wir alle gleich. Wenn du gesund bleiben oder gesund werden willst, solltest du in jedem Fall einige einfache Regeln beherzigen:

- **Bleibe im bewussten Kontakt mit deinem Körper.**
- **Spüre, was deiner Seele guttut.**
- **Finde heraus, was du selbst für richtig hältst. Gute Ratschläge sollten dir willkommen sein, doch du selbst bist es, der entscheiden muss.**
- **Dein Arzt ist für die Krankheit da, du selbst für deine Gesundheit. Man kann es nicht oft genug sagen.**
- **Öffne dich für Verbesserungen in deinem Leben, schau positiv in die Zukunft.**
- **Setze dir Ziele, und entwickle dein persönliches Gesundheitsprogramm.**

Vakuummassage: traditionelle Heilarbeit für moderne Menschen

Der im deutschen Sprachraum seit alters gebräuchliche Begriff ist »Schröpfen«. Wir benutzen ihn im gleichen Sinn wie das moderne Wort »Vakuummassage«. In Russland gilt Schröpfen nicht als Methode von gestern, sondern ist ein anerkannter Bestandteil der Reflextherapie. Früher wurden dafür Gefäße aus Ton verwendet: kleinere, um am Körpergewebe zu arbeiten, und größere für die Korrektur der Lage von Bauchorganen (»Hebung«). Heute werden Schröpfgläser verwendet, die es in unterschiedlichen Größen und Formen gibt.

Auch im deutschsprachigen Raum erfreut sich die Vakuummassage zunehmender Beliebtheit und wird von Heilpraktikern sowie im Wellnessbereich angeboten. Dabei ist die russische Methode etwas anders; hier werden die Schröpfgläser nicht einzeln aufgestellt, sondern immer wieder umgestellt, um großflächiger behandeln zu können.

Selbstheilung des Körpers durch Reflextherapie

Ein künstlich erzeugtes Vakuum ist für den Körper ein Stress. Örtlich begrenzt und richtig dosiert, wird durch das Vakuum (genauer: Unterdruck) gezielt ein Reiz gesetzt, um einen Selbstheilungseffekt hervorzurufen (Reflextherapie). Unter dem Glas entsteht ein Zugeffekt auf das darunter befindliche Gewebe (Haut, subkutanes Gewebe, Gefäße, Muskeln). Wo die Kapillaren (kleinste Gefäße) krank und geschwächt sind und das Blut in ihnen dickflüssig ist und sehr langsam fließt, geben ihre Wände nach. Blut und Gewebeflüssigkeit beginnen, in das subkutane Fettgewebe unter der Haut zu sickern. Somit entsteht ein Hämatom. Für den Organismus ist es ein Schock, er reagiert instinktgebunden wie auf einen Biss, einen Stich oder etwas Ähnliches und setzt Mechanismen in Gang, die zum möglichst raschen und effektiven Abtransport der kranken Zellen führen sollen. Damit ist dem Selbstheilungsprozess der Boden bereitet.

Leukozyten, Lymphozyten, Makrophagen werden ausgeschüttet, um neues, gesundes Gewebe aufzubauen, Endorphine und andere körpereigene Stoffe gebildet, um die Schmerzen zu lindern. Die Kapillaren werden erneuert, Muskeln und Gewebe gereinigt, Durchblutung und Mikrozirkulation optimiert. Der positive Effekt erreicht letztlich auch die äußeren Hautschichten, die besser durchblutet und fester werden. Verklebungen der subkutanen Hautschichten werden gelöst, Lymphe kann abfließen. Sogar Fettgewebe wird abgebaut. Von daher ist das Schröpfen auch eine sehr wirksame Hilfe bei Cellulite.

Schließlich erreichen die Wirkungen auch den psychischen Bereich, und dies bereits während des Schröpfens. Verbesserte Muskeldurchblutung führt zu Muskelentspannung und spontan zu innerer Ruhe – viele Patienten schlafen während der Prozedur sogar ein!

Warum Schröpfen so wirksam ist
An einer definierten Hautzone wird durch Unterdruck ein Saugeffekt erzeugt, um dort für eine intensive Durchblutung zu sorgen. Das Blut strömt vermehrt in diesen Bereich. Dadurch werden Stoffwechsel und Lymphfluss in diesem Bereich angeregt, und es entste-

hen »therapeutische Hämatome«. Auch wenn es zu keinen blauen Flecken kommt: Der therapeutische Effekt ist gegeben, weil schon ein leicht schmerzhafter Reiz die Immunzellen in dieser Region »anlockt«.

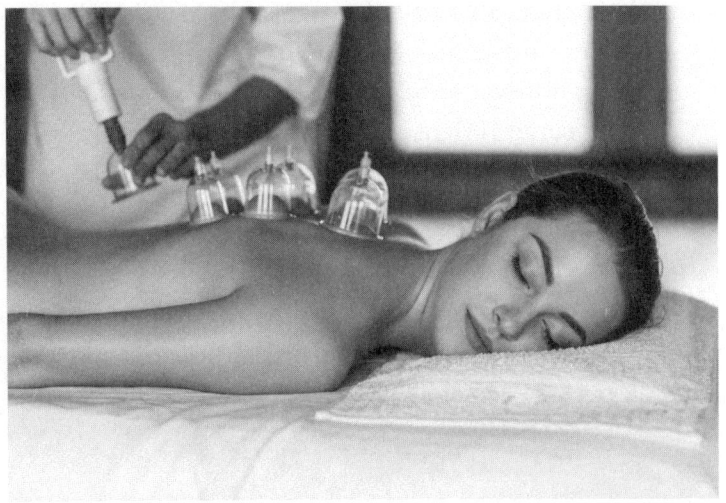

Vakuummassage mit Schröpfgläsern

Im Prinzip kann jeder Körperbereich behandelt werden. Für die Gesundheit allgemein wertvoll sind Behandlungen an Becken, Bauch und Brust, da hier jene Organe liegen, die unser gesamtes Befinden steuern. Speziell ist die gefürchtete Skoliose dadurch therapierbar, weil sie oft auf selten erkannten Verklebungen im Lungen- und Zwerchfellbereich beruht.

Wenn wir eine Körperseite behandeln möchten, dann am besten in seitlicher Liegeposition, mit der Hand nach oben. Indem der Patient gewendet wird, kann man auf den gesamten Bereich des Brustkorbs – vorne, hinten, seitlich – die Schröpfgläser stellen.

Schröpfen ist eine typische Anwendung für den Hausgebrauch. Vakuum-Schröpfsets mit 24 Schröpfgläsern verschiedener Größe aus unzerbrechlichem Kunststoff mit Pumpe sind Standard und frei im Handel erhältlich.

Die Methode ist leicht zu erlernen und wird im Folgenden in Grundzügen dargestellt. Wir empfehlen, sich in einem Kursus vorbilden zu lassen (Informationen dazu auf Lumiras Website) und die hiesigen Ausführungen als Vorbereitung beziehungsweise zur Auffrischung der dort vermittelten Kenntnisse zu nutzen.

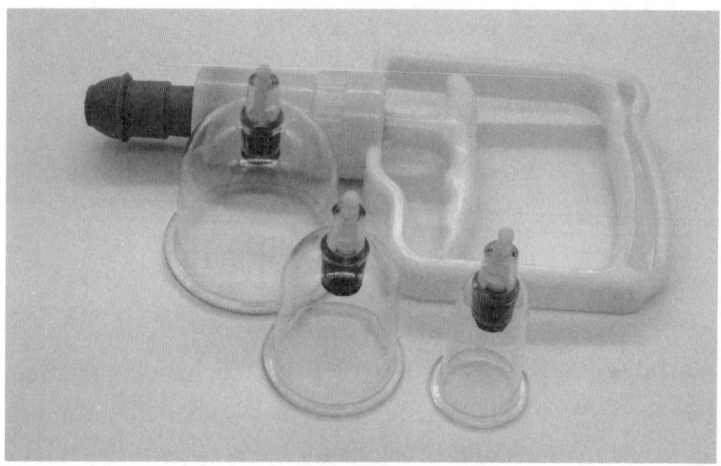

Vakuum-Schröpfset mit Pumpe

Schröpfen als hausmedizinische Maßnahme: So wird's gemacht

Zuvor wird die Haut mit einem Massageöl (ungefähr ein halber Teelöffel Kokos-, Sesam- oder Mandelöl) eingerieben.

Es soll möglichst die ganze Fläche, an der Beschwerden auftreten, behandelt werden, und zwar so, dass die Hämatome ineinander übergehen, also keine Stelle dazwischen unerreicht bleibt. Mit der Pumpe kann der Druck beliebig dosiert werden, wobei das Gefühl des Patienten als natürliches Regulativ dient. Die Gläser bleiben auf der Haut, bis sich ein blauer Fleck bildet, aber nicht länger als zehn Minuten auf einer Stelle. Dann wird unmittelbar daneben weitergemacht. Anschließend sollte man wenigstens einen Viertelliter Wasser trinken, um dem Körper bei der Ausleitung zu helfen.

Nach der Behandlung kann es zu Schläfrigkeit und/oder einem Kältegefühl kommen. Das sind ganz natürliche Anzeichen, dass der Körper mit der Verarbeitung des Reizes beschäftigt ist. Ausruhen unter einer warmen Decke (mindestens 20 bis 30 Minuten) hilft. Wird für längere Zeit ein Juckreiz verspürt, ist Schwitzen angebracht, weil es die Ausleitung unterstützt. Wer es vertragen kann, nimmt ein heißes Bad oder geht in die Sauna.

Wer es einmal erlebt hat und die Erleichterung genießen durfte, die eine Schröpfkur gerade bei akuten Schmerzen verschaffen kann, wird sich der Prozedur gern unterziehen. Das Ziehen und Brennen wird gern ertragen, weil es von der gleichen Empfindung begleitet wird wie bei einer Wunde, die juckt, weil sie heilt. Man fühlt selbst, wie gut es tut, wenn Ablagerungen und Giftstoffe einem gesunden Blutfluss weichen müssen.

Sobald die blauen Flecke gelb geworden sind, also nach drei bis sechs Tagen, wird nach Bedarf wiederholt. Sollten keine

Hämatome entstehen, nach drei bis vier Tagen. Das Ganze wird als Monatskur durchgeführt, danach werden zwei Wochen Pause eingelegt, bevor der Zyklus wiederholt wird.

Die Schröpfgläser werden mit warmem Wasser und Seife gewaschen, falls sie für ein und dieselbe Person genutzt werden. Falls für mehrere Personen, dann mit einem Desinfektionsmittel aus der Apotheke sterilisieren. Je mehr Schröpfgläser zur Verfügung stehen, desto einfacher wird es. Man kann dann auch größere Körperzonen ohne übermäßigen Zeitaufwand behandeln.

HINWEIS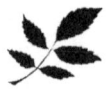

Bei Kindern (ab dem zweiten Lebensjahr) beginnen wir die Anwendung mit einer Minute; danach schrittweise auf bis zu fünf Minuten ausdehnen. »Weniger ist mehr« ist hier ein ganz besonders wichtiger Anhaltspunkt.

Schröpfen als kosmetische Maßnahme

Eine Vakuummassage ist auch hier sinnvoll, zumal es ohne jegliche künstliche Hilfsmittel erfolgt. Die Anwendung ist sanfter als zu therapeutischen Zwecken.

Ziel ist eine Verbesserung der Struktur der Haut durch Aktivierung der Stoffwechselprozesse im Gewebe dank verbesserter Sauerstoffzufuhr sowie Unterstützung des Lymph- und Blutflusses.

Durch die Druckdifferenz entsteht eine lymphatische Drainagewirkung: Überschüssige Flüssigkeit wird aus den Problemzonen entfernt und überschüssiges Fett verbrannt. Die Muskelfasern werden gestärkt, und ermüdetes Gewebe kann sich nachhaltig erholen. Schon nach kurzer Zeit wird die Haut glatter und fester.

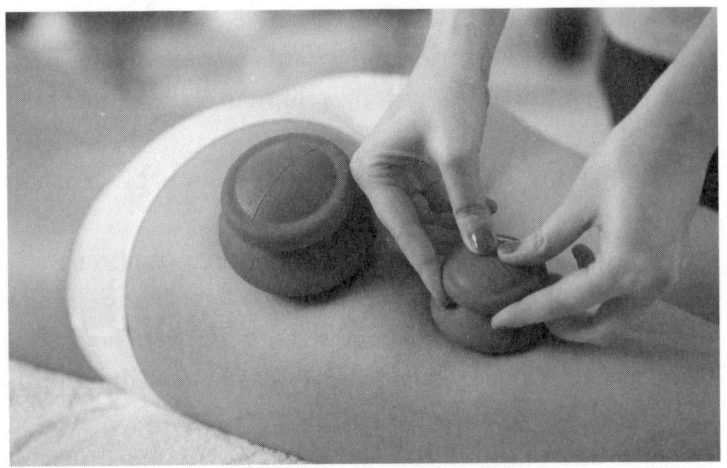

Schröpfen für eine schönere Haut

So wird's gemacht: Beine und Po

Nimm hier die Schröpfgefäße aus Silikon. Aufgrund der weniger starken Druckdifferenz eignen sie sich speziell zur kosmetischen Anwendung. Diese erfolgt am besten in Sitzposition. Reibe zuvor ein gutes Öl (siehe oben) in die Haut ein.

Wir beginnen mit dem rechten Unterschenkel. Setze die Silikonschröpfe unten am Knöchel, sodass die Haut ungefähr einen Zentimeter angesaugt wird: Je mehr, desto fühlbarer wird es. Beginne also mit wenig Druckdifferenz.

Ziehe jetzt langsam den Schröpfkopf nach oben bis zum Knie und danach die gleiche Bahn wieder zurück. Gleite damit sechs- bis zehnmal auf einer Linie auf und ab, und höre oben auf.

Ziehe dann die nächste Bahn und so weiter um den gesamten Unterschenkel herum.

Kreise als Nächstes mit dem Schröpfkopf um das Knie herum (etwa sechsmal).

Zieh dann wie beschrieben die Bahnen vom Knie bis nach oben zum Hüftgelenk (sechs- bis zehnmal, oben an der Hüfte aufhören).

Am Po kannst du in alle Richtungen kreisen, bis er schön warm und rosafarben ist.

Führe diese Massage alle drei Tage durch, und du wirst dich wundern, wie erfreulich sich das Aussehen der Haut verbessert! Kapillare und Venen werden aktiviert, sogar Besenreiser sagen adieu! Steigere die Wirkung noch durch Vibration und Honigmassage (siehe nächstes Kapitel).

Wende diese Technik auch für die Arme an; verfahre gleichermaßen: vom Handgelenk zum Ellbogen, dort kreisen und dann hoch zur Schulter.

Gesicht, Hals und Dekolleté

Für das Gesicht eignen sich die Vakuum-Schröpfgläser mit Gummiballpumpe. Diese gibt es einzeln in verschiedenen Größen und als Set. Die größten kann man auch für Beine und Po hernehmen, weil sie fester als Silikongläser sind. Du wirst bei der Auswahl mit der Zeit deine Vorlieben für bestimmte Körperbereiche entwickeln. Für Gesicht, Hals und Dekolleté sind kleineren Größen optimal.

Zur Vorbereitung der Haut in diesen Bereichen sind besonders hochwertige Öle von Weihrauch, Zeder, Rose, Geranium und Lavendel empfehlenswert. Durch Zumischung dieser ätherischen Öle wird der Lifting-Effekt gesteigert. Dabei kann man bei jeder Anwendung ein anderes Öl nehmen.

Stelle das Schröpfglas auf die Stirn, und sauge die Haut leicht an. Gleite damit in kreisender Bewegung über die ganze Stirn. Dann ist die Schläfe an der Reihe. Gleite am Ohr entlang, danach seitlich den Hals hinunter bis zum Schlüsselbein. Nun die andere Seite. Anschließend von der Nase zum Ohr, vom Mundwinkel zum Ohr, vom Kinn zu den Ohrläppchen – jeweils erst die eine, dann die andere Kopfseite. Stelle nun das Schröpfglas unterhalb des Kinns an, und gleite über den Unterkiefer hin zum Ohrläppchen; erst die eine, dann die andere Seite. Schließlich das Schröpfglas seitlich am Hals unter dem Ohrläppchen ansetzen und zum Schlüsselbein hinführen.

TIPP

Zu Anfang solltest du besonders vorsichtig zu Werke gehen, damit du möglichst keine blauen Flecken machst; im Gesicht könntest du sie nicht unter Kleidern verstecken. Mit einiger Übung kannst du dann auch länger und intensiver massieren, weil deine Haut sich daran gewöhnt hat und du weißt, wie sie reagiert. Es empfiehlt sich, mit nur einem Durchgang zu beginnen und schrittweise auf drei bis vier Wiederholungen zu steigern.

Am Dekolleté wird mit einem größeren Schröpfglas, aber ebenfalls sehr behutsam massiert. Sauge das Gefäß nur ein wenig an, sodass es ganz leicht über die Haut gleitet. Massiere mit kreisenden Bewegungen dein Dekolleté ganz durch.

Trinke gleich nach der Massage ein großes Glas warmes Wasser, um deinem Körper bei der Ausleitung der Schadstoffe zu helfen.

Bauch

Auch hier nehmen wir die Silikongefäße. Schröpfen am Bauch unterstützt die Verdauung spürbar und nachhaltig. Es hilft, die Verwachsungen zu lösen, und fördert die Mikrozirkulation in den Bauchorganen. Hinzu kommt der ästhetische Effekt, wie schon bei den anderen Hautpartien beschrieben.

Nimm zwei Silikongefäße. Lege dich hin, und reibe das Öl ein. Setze die Gefäße rechts und links vom Bauchnabel; die Haut soll etwa anderthalb Zentimeter angesaugt werden. Nun ziehe langsam zu den Seiten hin, dann wieder zurück zum Bauchnabel. Bearbeite auf diese Weise den ganzen Bauch, vom Bauchnabel her zur Seite und wieder zurück. Kreise danach im Uhrzeigersinn um den Bauchnabel, in immer größeren Kreisen. Die Massage soll insgesamt sechs bis zehn Minuten dauern.

Bleibe nach der Massage 10–15 Minuten unter einer warmen Decke.

Gegenanzeigen für Schröpfen: akute Infekte, offene Wunden, Blutungsneigung, Geschwüre, Knochenbrüche, Gelenkentzündungen, Schwangerschaft, schwere Erkrankungen jedweder Art.

Vibrieren, Klatschen, Massieren und mehr: altrussische Körperübungen und Manualtherapie

Vibrogymnastik

Der Ausdruck Vibrogymnastik geht auf den sowjetischen Arzt und Wissenschaftler Aleksander Mikulin zurück. Die Methode dient der Selbstreinigung des Organismus und beruht auf uralten volksmedizinischen Übungen, die man einst als »Körperschütteln« bezeichnete. In seinem russischen Buch *Aktive Langlebigkeit* schreibt Mikulin ausführlich darüber; wir stellen hier eine exemplarische Übung vor, die in Lumiras Seminaren immer sehr gut ankommt. Vibrogymnastik verursacht, wie schon der Name andeutet, Vibrationen in der Tiefe des Körpers, löst Blockaden in den Gefäßen des Zwischenzellraums und regt dadurch die Ausleitung schädlicher Stoffe an.

Ein mentaler Bonus der Vibrogymnastik besteht darin, dass sie tatsächlich auch unsere Gedankenwelt reinigt! Loslassen, die innere Mitte spüren, sich selbst erden: All das war früher zumindest bis zu einem gewissen Grad ganz selbstverständlich, weil die Menschen körperliche »Erschütterungen« zu ertragen hatten, vor denen sich der zivilisierte Mensch gern drückt, obwohl sie für die Vitalität doch so wichtig sind. Arbeit war damals für die meisten körperliche Arbeit. Es wurde nicht gefahren, sondern gelaufen. Auch gern und viel getanzt! Wir Heutigen haben Körper, die in der Regel steif und fest sind. Wir erstarren – äußerlich und innerlich. »Stauungen«, sagt Mikulin, »sind auf allen Ebenen ein Gesundheitsproblem.«

Physiologisch unterstützt Vibrogymnastik den Abtransport von überschüssigen Laktatsäuren aus dem Gewebe, was auch nach dem Sport wichtig ist. Es verbessert die Durchblutung, den Fluss der Lymphe und damit den Allgemeinzustand der Gefäße.

Psychologisch löst es auch die Stockung unserer Gedanken, die sich nur zu gern in inneren Dialogen und Fragestunden verlieren. Allein schon, aber nicht nur, durch das wohlige Gefühl, mit dem es munter macht und als Stimmungsaufheller wirkt – bei Klein und Groß.

❊

PRAXIS

Den Fluss der vitalen Energie anregen
Hebe im Stehen die Fersen ein bis zwei Zentimeter an, und lass nach einer Sekunde abrupt los, sodass die Fersen auf den Boden prallen, aber nicht »aufschlagen«. Es soll nicht schmerzhaft werden, sondern im Bereich der Empfindung bleiben, wie sie der Körper vom Joggen her kennt.

Anfangs höchstens 30 Wiederholungen pro Durchgang, drei- bis fünfmal am Tag. Ohne zu forcieren, allmählich auf 50 Wiederholungen steigern. Spüre deinen Körper, spüre, wie es dir dabei geht, und entscheide nach Gefühl.

Gegenanzeigen: Fersensporn und Entzündungen im Bereich der Muskeln und Bänder.

Klatschmassage

Wer zum ersten Mal davon hört, wird sich fragen: Wie sollen alle möglichen Beschwerden durch einfaches Klatschen auf den Körper behoben werden? Warum sollte ich mich dieser Prozedur, die sogar leicht schmerzhaft würde, überhaupt unterziehen? Nun, die Erklärung mag simpel klingen, aber Naturmedizin ist *per se* einfach. Noch einfacher ist es allerdings, sich der Apparatemedizin kritiklos anzuvertrauen. Was für dich persönlich ratsam ist, musst du selbst entscheiden.

Beim Klatschen auf die Haut entsteht eine tief reichende Vibration, die alle darunterliegenden Gewebe bis hin zu den Knochen erfasst: Gefäße, Nerven, Faszien, Sehnen, Organe, Bindegewebe. Die unmittelbar wohltuende Wirkung beruht darauf, dass Schwellungen im Nervengewebe abklingen, der muskuläre Hypertonus entspannt wird und sogar eingeklemmte Nerven befreit werden können. Die Wirkung reicht so weit, dass sich sogar die Wirbelsäule begradigt, sofern sie nur vorübergehend und nicht chronisch ihre natürliche Position verlassen hat. Unsere Vorfahren mussten diese physiologischen Mechanismen gar nicht so genau kennen; sie haben sich auf ihr Erfahrungswissen verlassen.

Das Prinzip ist in der Tat einfach, es folgt einem Grundgesetz der Natur: Was krank ist, muss weichen, um gesundem Leben Platz zu machen. Normalerweise arbeitet der Körper immer in diese Richtung: Er stößt ab, was ihm schadet. Dazu ist er allerdings nur in der Lage, solange er gesund und kräftig ist. Ist er durch falsche Ernährung und Umweltgifte belastet, vermag er seine Abwehr- und Selbstheilungskräfte nur noch eingeschränkt zu mobilisieren. Bei diversen Problemen im Gewebe wie Verfestigungen und Verwachsungen, auch bei Schwellungen und Stauungen, ist Klatschmassage eine willkommene Mobilisierungshilfe, indem die Vibrationen das kranke Gewebe lockern und Blockaden lösen.

Vorbereitung und Allgemeines

Mit der Handfläche zu klatschen ist möglich, es werden auch Holzlöffel und Holzspatel aus der Küche benutzt. Speziell angefertigte Massageklatscher aus Silikon werden immer beliebter.

Auch ohne direkte Beschwerden kannst du die Klatschmassage täglich durchführen, um Vitalität und Wohlgefühl zu steigern und den Körper in Schwung zu halten. Das Klatschen kann dann auch sanfter sein und muss nicht auf die nackte Haut erfolgen.

TIPP

Traditionell werden in der altrussischen Medizin Klatschen und Erwärmen miteinander verbunden. In der Banja (Sauna) wird der Körper gut durchgewärmt und dann abgeklatscht. So ist nicht nur der Effekt stärker, sondern es ist noch angenehmer. Du kannst zuvor auch ein Bad nehmen, um dich gut durchzuwärmen. Ob mit oder ohne vorherige Erwärmung: Der Körper gewöhnt sich an das Klatschen, weil er spürt, dass es schlicht guttut. Nur zu Anfang mag es ein bisschen wehtun, aber nach ein paarmal ist es nur noch eine sehr willkommene, milde Reizung von Haut und Gewebe.

Wir schildern auch hier die ganzkörperliche Anwendung. Beginne an der rechten Schulter mit der linken Handfläche, bis du einen leichten Schmerz verspürst, es sich aber immer noch angenehm anfühlt. Dann gehst du über den Arm (Ober- und Unterseite) bis zur Hand und dann wieder zurück zur Schulter. Danach die linke Seite mit der rechten Hand bearbeiten. Brust und Bauch erreichst du mühelos mit der einen oder der anderen Hand. Nimm für den Rücken eines der beschriebenen Instrumente zur Hilfe, oder lass dich von jemand anders abklatschen.

HINWEIS

Achtung: In der Nierengegend nur ganz zart klatschen!

Nun geht es weiter mit dem Po (rechte Backe zuerst), dann mit rechter Hüfte und rechtem Oberschenkel, rechtem Knie, rechtem Unterschenkel und Fuß. Jetzt das Gleiche links. Danach mit beiden Händen an beiden Seiten von unten wieder nach oben zum Gesäß.

Dauer: fünf bis acht Minuten täglich.

Gleich nach der Massage ein bis zwei große Gläser warmes Wasser trinken.

Gegenanzeigen: Fieber, Erkältung.

Gesicht und Kopf

An Stirn und Augenbrauen klatschen wir mit der Handfläche ab, aber nur leicht. Alle anderen Partien werden mit dem Finger abgeklopft. Es soll durchweg als angenehm empfunden werden. Das kann man jeden Morgen durchführen.

Bei Schnupfen und Stirnhöhlenentzündung 50-mal an der Stirn, dreimal täglich. Es wirkt öffnend und befreiend. Spüre deinen Körper. Spüre, was dir guttut.

Die Birke: Heilgeschenk der Natur

In der slawischen Naturmythologie spielt die Birke eine sehr wichtige Rolle. Ihr wurde eine lebensbejahende, segensreiche Kraft zugeschrieben. Der Schamane vertrieb die bösen Geister mit dem »Birkenbesen«. Dieser war das Signum seiner Fähigkeit, die Toten, die Ahnen und die Lebenden zugleich zu beschützen. Aus Birkenholz und Birkenrinde schnitzte man Schutzamulette, Räucherwerk aus Birkenblättern und Birkenrinde wurde als Schutz gegen Zauberei verbrannt. Als Symbol des weiblichen Prinzips stand die Birke selbst für die Verbindung des Menschen zur Erde und zu Mutter Natur, für den ewigen Kreislauf von Geburt und Tod. Liebende, die ihre Verbindung schützen wollten, suchten Birkenhaine auf und baten dort um Beistand. Und speziell die Liebe einer Frau werde beschützt, so glaubte man, wenn sie Haare und Kopfhaut mit einem Kamm aus Birkenholz pflegt.

Auch aus moderner Sicht ist es natürlich ratsam, sich nicht einfach nur die Haare zu kämmen, sondern auch die Kopfhaut zu massieren. Ob es auch bei der Liebe hilft? Wer weiß – wenn man nur daran glaubt! Auf alle Fälle dient es der Versorgung der Kopfhaut mit Nährstoffen, weil es die Durchblutung fördert. Dass dieser Effekt besonders wirksam mit dem Birkenholzkamm erreicht werde, entspricht der uralten naturmedizinischen Idee, dass Gleiches mit Gleichem auf natürliche Weise reagiert; im Westen nannte der große Paracelsus es das »sympathetische Prinzip« und baute ein vollständiges naturmedizinisches System darauf auf.

Auch die russischen Naturheiler befanden, dass Holz in seiner Struktur dem Haar sehr nahe ist, und haben energetische Resonanz zwischen beidem gesehen. Der Holzkamm, insbesondere aus Birkenholz, avancierte so zu einem regelrechten Massageinstrument.

PRAXIS

Kopfmassage mit dem Birkenholzkamm
Beginne die Massage an der Stirn beim Haaransatz. Kämme von dort aus als Erstes in der Mitte eine Bahn nach hinten; dies zehnmal hintereinander. Dann die zweite Bahn, seitlich unmittelbar daneben auf der rechten, dann auf der linken Seite. So arbeitest du dich über das ganze Schädeldach voran; jede Bahn jeweils zehnmal. Du spürst sofort, wie es die Kopfhaut belebt und wie das Gehirn sich entspannt. Eine willkommene Hilfe bei Spannungskopfschmerzen!

Einen echten Birkenholzkamm zu erwerben dürfte vielleicht ein bisschen schwierig werden. Im Prinzip tut es aber jeder Holzkamm. Unter energetischem Aspekt ist es unbedingt wichtig, dass jedes Haushaltsmitglied seinen eigenen Kamm benutzt.

Eine gute Sache ist diese Kopfmassage auch für Männer – selbst dann, wenn sie nicht mehr viele Haare mitbringen. Deren Kopfhaut wird es sogar ganz besonders willkommen sein. Durch den täglichen Stress, das viele Sitzen am Computer oder vor dem Fernseher ist unser armer Kopf in chronischer Bedrängnis. Seh- und Hörschwäche sind mit zunehmendem Alter schon Normalzustand. Kopfmassage allein kann da sicher keine Wunder wirken, aber die sanfte Belebung durch die Massage mit dem (Birken-)Holzkamm tut unserem geschundenen Kopf grundsätzlich gut. »Tut gut ist gut!«, lautet eine alte Weisheit.

In Russland sind die beliebten und bewährten Methoden, die Birke in der einen oder anderen Form in die traditionelle Gesundheitspflege einzubinden, schier unendlich. Eine der populärsten betrifft die Sauna, russisch »Banja«. Dorthin nimmt man noch heute Birkenzweige mit. Einzeln oder zu »Besen« gebunden, dienen sie der Körperpflege, aber auch der rituellen Reinigung von Geist und Seele. Gesänge und Gebete begleiten auch heute noch vielfach diese Zeremonie.

Die Banja – Gesundheitstempel der russischen Nation

Die *Banja* ist in unserem Heimatland eine sehr populäre Einrichtung und sicher nicht der geringste Grund für die bärenstarke Konstitution vor allem der Bewohner Sibiriens. Aber sogar bei ihnen ist ab und zu mal eine Erkältung im Anflug. Auch dann schwören sie auf ihre Banja, weil sie aus Erfahrung wissen, dass ein Saunagang den Infekt noch im Keim ersticken kann.

Die hohe Temperatur erhöht die Blutzirkulation und bewirkt, dass bis zu 20 Prozent mehr Leukozyten (weiße Blutkörperchen) als unter normalen Umständen produziert werden. Leukozyten sind essenziell für die Immunabwehr, als »Schadstoffpolizei« des Körpers beseitigen sie Krankheitserreger. Da heißer Dampf die Poren sehr weit öffnet, kann sich der Körper von innen her selbst reinigen, indem schädliche Substanzen durch die Haut ausgeschieden werden. Zudem löst die hohe Feuchtigkeit in der Luft Verschleimungen in Bronchien und Lunge.

Das typische Highlight aber ist der Einsatz der Birkenzweige. Er bietet auch eine willkommene Gelegenheit, sich nicht nur um das eigene Wohl, sondern auch um das Wohl anderer Menschen zu kümmern. Jeder weiß, wie es geht, und man hilft sich dabei gern gegenseitig, auch wenn man sich nicht persönlich kennt. Manche sagen, Banja und Birkenzweige seien der stärkste Kitt für die russische Gesellschaft, die so viele unterschiedliche Schichten und Völkerschaften kennt.

Massage mit Birkenzweigen

Sie erfolgt beim oder nach dem zweiten Saunagang. Doch bevor wir mit der Beschreibung beginnen, ein Wort vorweg.

Zimperlichkeit gehörte bis in die allerneueste Zeit sicher nicht zu den hervorstechenden Eigenschaften der menschlichen Spezies, und wenn an der sprichwörtlichen Bitterkeit von Medizin etwas dran ist, dann sicher nicht nur in Russland. Auf keinen Fall sollte man der altrussischen Volksmedizin andichten, dass sie aus irgendwelchen erzieherischen Gründen die Menschen dazu bringen will, »hart im Nehmen« zu werden. Das ist Unfug. *Es geht vielmehr darum, dem Körper zu geben, was des Körpers ist. Dazu gehören nun einmal genügend Widerstandskräfte.* Das gilt besonders im Zeitalter von Zentralheizung und Klimaanlage – und nicht zuletzt unzähliger Umweltgifte, die unsere Körper pausenlos belasten.

Nun zu den Birkenzweigen in unserer Banja. Für deren Verwendung hat sich in Deutschland der Begriff »Auspeitschen« einzubürgern begonnen. Wir wollen hier nicht darüber spekulieren, warum das so ist und ob womöglich gewisse Varianten der Saunabenutzung hierzulande – weniger in Russland – einer Übertreibung den Boden bereitet haben. Wir jedenfalls bevorzugen den Begriff »Massage«, um der Absicht und Durchführung der Prozedur in ihrer authentischen Form gerecht zu werden. Es sei deshalb ein für alle Mal klargestellt:

Es soll nicht wehtun. Es soll angenehm sein.
»Tut gut ist gut.«

Wir benötigen blattreiche, getrocknete Birkenzweige. Wenn du sie nicht selbst schneiden kannst oder willst, kannst du sie in russischen Geschäften und im Internet erwerben. Praktischerweise werden diese Zweige an Ort und Stelle vorbereitet, also in der Sauna. In einer echten Banja befindet sich deshalb immer ein Holzeimer, der mit heißem Wasser gefüllt wird, um die Birkenzweige darin aufzuweichen. Das »Birkenwasser« wird später für Körper und Haare als Spülung verwendet.

Die zu behandelnde Person legt sich auf den Bauch und wird von jemand anderem zunächst ganz leicht mit den Zweigen abgeklatscht. Dies immer in Richtung Herz: angefangen von den Füßen nach oben hin über den ganzen Rücken; dann von den Handgelenken her hinauf zu Schulter und Nacken. Dann umdrehen und in gleicher Weise die Vorderseite des Körpers bearbeiten. Allerdings nicht am Kopf, dieser wird hernach nur mit Birkenwasser gespült. Das Klatschen mit den Zweigen sollte anfangs sehr sanft sein und nach Wunsch der behandelten Person allmählich intensiver werden.

So einfach ist es! Aber du darfst sicher sein: Auch ohne den geistigen Hintergrund, den wir Russen der Prozedur beilegen, wird es für dich und die Person, mit der du es probierst, eine wunderbare Erfahrung sein. Aber lass dir trotzdem noch ein wenig davon erzählen, was für uns selbst alles dahinтersteht. Es geht in diesem Buch eben nicht nur um den Körper allein, sondern um alles, was dem Menschen dient.

Für uns hat die Banja eine rituelle und damit geistige Bedeutung. Wir reinigen dort nicht nur unsere Körper, sondern auch den Geist. Russen haben eine Tendenz zu Glaube und Ritual. Das konnte ihnen auch in der sowjetischen Zeit nicht ausgetrieben werden. Heute werden die alten Traditionen wiederentdeckt; es ist schwer im Trend, die altüberlieferte Volks- und Wissenskultur wiederzubeleben.

Hitze erweckt das Feuerelement, und die Hitze in der Banja treibt nicht nur physische Ablagerungen aus dem Körper heraus, sondern verbrennt auch toxische mentale Energie. Genau die sammelt sich im Alltag in uns an und belastet Geist und Körper. Schon allein die physische Hitze in der Banja ist so intensiv, dass negative Gedanken, kleine und große Sorgen, Wut und Ärger einfach keinen Platz mehr in unserer Aufmerksamkeit finden. Dazu noch die Birkenzweigprozedur! Nicht nur die Poren öffnen sich, sondern auch die Sinne.

Der Duft ätherischer Öle entweicht den Birkenblättern, deren Zellwände jetzt durch das Beklatschen deines Körpers gebrochen werden. Es ist eine sinnliche Erfahrung, die du nicht mehr missen möchtest, sobald du es einmal erlebt hast ...

Es gibt einen uralten Satz, der noch heute von vielen Menschen in der Banja als eine Art Gebet beziehungsweise Affirmation in Gedanken oder laut gesprochen wird:

»Möge alles Unheil von mir abtropfen wie Regenwasser von der Gans!«

Dieser kleine Ausflug in die reiche kulturelle Erbschaft der Banja möge genügen. Wenden wir uns wieder praktischen Dingen zu.

Honigmassage

Einzelheiten findest du in einem eigenen Abschnitt weiter unten. Hier nur so viel: In der Banja hat auch die Honigmassage ihren festen Platz. Die Prozedur wird sehr sorgfältig, ja feierlich vorgenommen. Besonders wer darin auch die geistige Seite sieht, der verwendet ausschließlich Naturhonig; was wir darunter verstehen, wird weiter unten erklärt. Nicht nur Haut und Gewebe sollen gereinigt, sondern gleichermaßen auf subtile Weise die Negativität aus Psyche und Geist entfernt werden.

Körperpeeling mit Salz

Es ist allgemein anerkannt, dass ein Körperpeeling die Selbsterneuerung der Haut, ihre Selbstentgiftung und die Durchblutung der tieferen Hautschichten fördert. Steinsalz, eingerieben auf den ganzen Körper, unterstützt diese Wirkungen noch, macht darüber hinaus die Haut seidig und bewirkt eine sanfte Rückfettung. Somit kann die zusätzliche Anwendung von Bodylotion entfallen. Auch mit dem Salz wird in Russland einer Natursubstanz (nicht dem chemisch hergestellten reinen Kochsalz) eine spirituelle Qualität zugesprochen. Früher glaubte man, dass die bösen Geister sich vor Salz fürchten. Heute geht die Überzeugung eher in die Richtung, dass Salz – als ein Stoff, der aus der Tiefe kommt – den Menschen »erdet«.

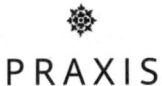

PRAXIS

Einen Teelöffel feinkörniges Steinsalz mit bis zu zwei Teelöffeln Zedernöl und einem Teelöffel Ingwerpulver zu einer pastösen Einreibe mischen.

Das Peeling kann man anschließend in der Dusche oder auch in der Sauna vornehmen. Dort ist es besonders angenehm; man sollte es fünf bis zehn Minuten einwirken lassen. In der Dusche ist es natürlich schnell kalt; um sich nicht zu erkälten, sollte man es nach einer Minute abwaschen.

Da in der russischen Sauna der Körper sowieso gewaschen und anschließend mit klarem Wasser übergossen wird, stört sich auch niemand daran, wenn sich jemand mit Honig, Öl und Steinsalz einreibt. Man reinigt anschließend einfach die Pritsche gründlich mit heißem Wasser.

Allgemeine Hinweise

Wie hoch sollte die Temperatur sein? Auf keinen Fall höher als 80 °C! Dies nicht nur, um den Körper, vor allem den Kreislauf, nicht zu sehr zu stressen, sondern auch deshalb, weil der Körper dann alle Kräfte darauf verwendet, Schweiß zu treiben, um sich abzukühlen. Der reinigende Effekt ist somit nicht mehr optimal.

Nach jedem, vor allem aber nach dem ersten Gang ist es von besonderer Wichtigkeit, den Schweiß mit warmem Wasser abzuwaschen. Also nicht gleich ins Eiswasser oder in Schnee und Eis springen! Mit dem Schweiß haben wir jetzt viele ausgeschiedene Abbauprodukte und Schadstoffe auf der Haut, und die müssen weg! Ziehen sich die Poren jetzt aber abrupt wieder zusammen, verbleibt ein Teil davon in ihr. Erst nach dem zweiten, besser noch nach dem dritten Gang sollte man sich der Kälte aussetzen.

Gegenanzeigen: **Bei Fieber und Erkältungen niemals Kälte anwenden, nur mit warmem Wasser abduschen. Sobald die Erkältung die akute Phase erreicht hat, auch bei äußeren Entzündungen (etwa Herpes) und auf alle Fälle bei stärkeren inneren entzündlichen Prozessen, sollte auf eine Sauna verzichtet werden. Sauna ist »gesunder Stress«, der von einem gesunden Körper dankbar angenommen wird. Ein geschwächter Körper aber kann dadurch über Gebühr belastet werden. Im Übrigen gelten die allgemeinen Regeln und Vorsichtsmaß-**

nahmen, die bei jedem Gang in die Sauna berücksichtigt werden müssen.

Zur Entspannung danach: Ganzkörperpackung

Sehr beliebt, weil ausgesprochen wohltuend unmittelbar nach einer intensiven Massage mit den Birkenzweigen ist die klassische Rezeptur: Naturhonig gemischt mit Zedernnuss und etwas Sanddornöl. Die Haut wird zart und weich und braucht danach keine Creme. Die Mischung ganzkörperlich auftragen und wieder in die Sauna setzen. Abschließend warm abduschen, bis die Haut sauber ist.

Getränke

In der Banja werden Kräutertees mit Honig und Sanddornfrüchten gereicht, damit der Körper die ausgeschwitzte Flüssigkeit gleich wieder ersetzen kann. Ein Tee aus Birkenblättern stärkt zudem das Immunsystem und reinigt das Blut.

Honig: Heilgeschenk aus dem Garten von Mutter Natur

Honig in der Hausapotheke war bei uns so selbstverständlich wie der regelmäßige Gang in die Banja. Wohlgemerkt: Es war »Naturhonig«, der direkt von den Bienen kam und weder geschleudert noch erhitzt oder gar mit Zuckersirup verlängert wurde. Den Bienen fütterte man keinen Zucker zu und nahm ihnen nicht mehr als ein Drittel ihres Honigs ab. Naturhonig enthält wertvolle Vitamine, Enzyme und Spurenelemente und wirkt antibakteriell.

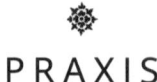

PRAXIS

Heilverband mit Naturhonig

Naturhonig wie Salbe dünn auftragen auf juckende Narben (mehrere Stunden drauflassen), trockene Lippen (20 Minuten), kleinere offene Wunden sowie als Zugsalbe auf eitrige Stellen unter der Haut (zwei Stunden, einmal am Tag wiederholen); mit Mull abdecken. Wenn keine rasche Besserung eintritt, unbedingt einen Arzt konsultieren!

Honigmassage

»Russische Honigmassage« kommt in Westeuropa zunehmend in Mode. Meist steht der Gesichtspunkt der Ästhetik im Vordergrund, etwa bei der Behandlung von Cellulite. Der gesundheitliche Effekt reicht tiefer. Indem der Honig beim Massieren tief eindringt, nimmt er subkutanes Fett auf und zieht Schadstoffe und Säuren heraus. So wird die Haut nicht nur tiefporig gereinigt, dabei weich und geschmeidig, sondern auch bei der Selbstheilung von innen her unterstützt. Der gesundheitliche Rehabilitationseffekt wird vom Auge als Verjüngung der Haut wahrgenommen.

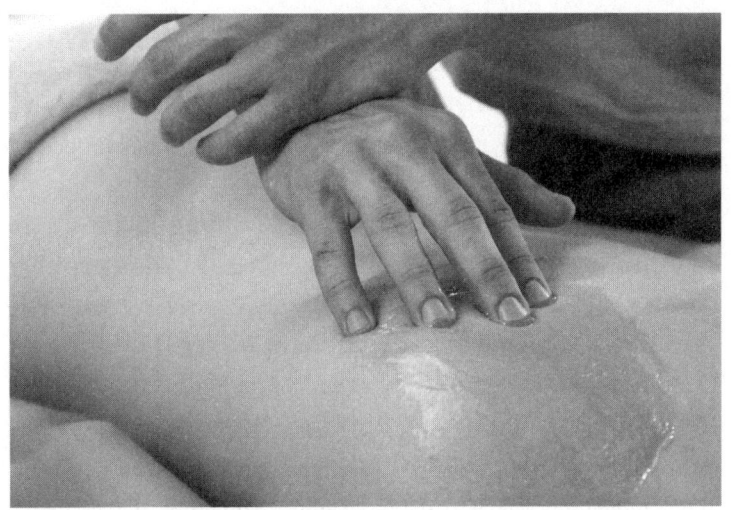

Heilmassage mit Honig

So geht's: Heilende Honigmassage

Der Honig sollte flüssig sein, um die Prozedur so angenehm wie möglich zu machen. Deshalb wärmen wir ihn in der Hand vorher etwas an. Nimm jeweils ein bis zwei Teelöffel Naturhonig in die Hand, und verteile ihn als dünne Schicht mit kreisförmigen Massagebewegungen.

Beim Massieren verändert der Honig seine Textur und verwandelt sich nach und nach in eine trübe, verdickte Masse, in der Konsistenz »kaugummiähnlich«. Das bedeutet, dass er schädliche Substanzen absorbiert hat und Massagebewegungen nicht mehr angebracht sind; was dem Körper dient, hat er jetzt aufgenommen.

Statt zu massieren, nun einfach die Hände auflegen und gleich wieder hochnehmen. Da die verdickte Masse sehr klebt, wird die Haut jedes Mal etwas mit hochgezogen, um sich unmittelbar darauf wieder von der Hand zu lösen.

Damit wird ein sehr wirksamer Reiz gesetzt, der tief ins Gewebe reicht. Auch bei dieser Anwendung ist das Empfinden des Patienten entscheidend. Sobald es unangenehm wird, können die Überreste mit einem feuchtheißen Handtuch aufgenommen werden.

Bei einer besonders gründlichen Behandlung über mehrere Tage hinweg wird am ersten Tag mit einer **Ganzkörpermassage** begonnen. Es wird Zone für Zone massiert: zuerst Rücken und Schulter, dann Po und Beine hinten. Danach vorn Dekolleté, Bauch und Beine vorn, zum Schluss die Arme. Auch für Frauenbrüste ist die Honigmassage sehr vorteilhaft; jede Frau mag selbst entscheiden, ob sie die Anwendung aber lieber selbst vornimmt. Es sollte in jedem Fall immer um die Brustwarzen herum gearbeitet werden.

Nachdem wir mindestens einmal die Massage am ganzen Körper durchgeführt und eine Pause von drei Tagen gemacht haben, können wir den sogenannten **Problemzonen** – nicht nur im kosmetischen, sondern auch im gesundheitlichen Sinn – beikommen und sie im Rhythmus von jeweils drei Tagen gezielt behandeln. Die Massage wird dort ausgeführt, wo der Schmerz beziehungsweise das Problem sitzt. Infrage kommen Kopf, Rücken und Bauch sowie die typischen Regionen mit Cellulite und Erschlaffungen der Haut sowie alle Gelenke.

HINWEIS

Sollte es zu kleineren Hämatomen kommen, ist dies durchaus kein schlechtes Zeichen: Es liegt daran, dass geschwächte Kapillargefäße brechen und durch neues, gesundes Gewebe ersetzt werden müssen. Mit jedem Mal wird es weniger, die Gewöhnung an die Massage signalisiert den Heilungs- und Erneuerungsprozess von Haut und subkutanem Gewebe.

Danach sollte eine warme Dusche genommen werden, um den Honig vollständig abzuwaschen und zu verhindern, dass schädliche Substanzen in den Körper zurückkehren. Nach der Dusche wird die Haut mit einer Feuchtigkeitscreme verwöhnt – zum Beispiel mit Aloecreme oder einem Mandel- oder Zedernnussöl.

Nicht vergessen: Anschließend immer ein großes Glas warmes Wasser trinken, um auch im Körperinneren die Schlacken abzutransportieren.

TIPP

Heilende Honigmassage in Verbindung mit einer Vakuummassage erhöht den Effekt und ist als kurmäßige Maßnahme zu verstehen. Deshalb erfolgt die Anwendung wechselweise im Dreitagerhythmus.

Facelifting mit Honigmassage

Eine Gesichtsmassage mit Naturhonig ist ausgesprochen wohltuend, auch wegen der spürbaren Unterstützung eines ästhetisch so wichtigen Bereichs. Schon unmittelbar danach fühlt sich die Haut weich und seidig an. Bei regelmäßiger und fachgerechter Anwendung, wiederum im Rhythmus von drei

Tagen, sinkt zudem der Bedarf an zusätzlicher Pflege deutlich.

Vor allem beim ersten Mal beginnen wir ganz zart und vorsichtig, um keinerlei Hämatome zu verursachen. Mit der Zeit gewöhnt sich die Haut an die Anwendung, sie strafft sich und zeigt sich widerstandsfähiger auch gegen Wind und Wetter. Dann kannst du auch etwas kräftiger massieren.

Verteile die Menge von einem Teelöffel Honig an Stirn, Wangen, Kinn, Hals und Dekolleté. Ein einziger Teelöffel ist wirklich ausreichend für jeden der genannten Bereiche. Beginne nicht am Gesicht selbst, sondern am Dekolleté und an den Schlüsselbeinen, um die Lymphbahnen zu öffnen. Dann Stirn, Schläfe, seitlich die Wangen hinunter, bis zum Hals und wieder zurück zu den Schlüsselbeinen. Damit hast du die Lymphe überall gut in Fluss gebracht. Schließlich das ganze Gesicht abklopfen, auch ganz leicht an Lippen und Augenlidern. Den Honig nimmst du mit einem feuchtheißen Handtuch wieder ab.

Honig zur Pflege der Augenlider

Trage etwas Honig mit dem Finger auf die oberen und unteren Lider auf, und lasse ihn dort einwirken (eine halbe Stunde mindestens). Es verbessert die Durchblutung, ist gut gegen Fältchen, entspannt den Augenmuskel und unterstützt den Abtransport von Abbauprodukten. Wird in Russland auch als Prophylaxe gegen grauen und grünen Star und zur Unterstützung von deren ärztlicher Behandlung genutzt.

Das Zwerchfell
entlasten und entspannen

Wir haben bereits darüber gesprochen, wie das Zwerchfell arbeitet und welche Bedeutung seine immerwährende Arbeit für uns hat. Ist seine kuppelförmige Muskel-Sehnen-Platte verspannt, können wir das damit vergleichen, als ob von einer oder mehreren Richtungen an einer Bettdecke gezogen würde. Das Zwerchfell ist an Brustbein, Rippenbögen und Lendenwirbelsäule befestigt und wird somit von allen möglichen Richtungen her mechanisch beeinflusst.

Eine Verspannung beziehungsweise Verkrampfung des Zwerchfells ist immer unangenehm. Sie kann aber auch eine Skoliose verschlimmern und sogar deren Ursache sein. Dies liegt daran, dass die Verkrampfung oft asymmetrisch erfolgt; dann zieht es die Wirbelsäule zur Seite, und sie verkrümmt sich.

Ursache der Verspannung/Verkrampfung können sein:

- äußere Verletzungen durch Schlag oder Aufprall,
- plötzliche Luftnot,
- Stress und zurückgehaltene Emotionen,
- bei Kindern auch Erbrechen.

Am und durch das Zwerchfell verlaufen wichtige Nerven. Wenn es sich verkrampft, entsteht ein mechanischer Reiz, und die Reizweiterleitung über die Nerven von Muskeln und Gewebe kann zu einer Verkrampfung der Speise- und

Luftröhre sowie der Aortawände führen. Diese sind an der Wirbelsäule befestigt und beginnen diese zu belasten, indem sie sie durch ihre Verkrampfung zu sich heranziehen.

HINWEIS

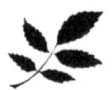

Um Folgeprobleme zu vermeiden, ist es unerlässlich, die Verkrampfung des Zwerchfells zu lösen. Auch eine noch so aufwendige Behandlung von Skoliose würde sonst kaum vom erwünschten Erfolg gekrönt sein.

Test: Ist dein Zwerchfell auch entspannt?
Lege Zeige- und Mittelfinger beider Hände aneinander. Positioniere sie unter dein Brustbein und drücke kräftig nach innen, im Winkel von 45 Grad nach oben. Dabei spürst du eine Pulsation. Atme langsam in die Brust ein, ohne den Duck der Finger zu lösen. Das sollte nicht schmerzhaft sein! Im Falle einer Verkrampfung deines Zwerchfells aber spürst du jetzt einen Schmerz. Dieser Schmerz kann ausstrahlen, bei manchen nach oben, bei anderen nach unten, zur Seite, in die Tiefe, in ein Organ, in Rücken oder Schulter.

Manuelle Lösung einer Verkrampfung

Behalte die Finger in der beschriebenen Position, atme langsam aus und dann wieder ein. So lange wiederholen, bis du Erleichterung verspürst. Diese Übung täglich immer wieder ausführen, ohne zu forcieren. Falls nach einigen Tagen keine nachhaltige Besserung erfolgt ist, sollte unbedingt der Arzt zurate gezogen werden. Auch wenn er mit einer Selbstdiagnose »verspanntes Zwerchfell« wenig wird anfangen können, solltest du dich doch darauf untersuchen lassen, ob mit deiner Wirbelsäule alles in Ordnung ist.

Intensivhilfe durch Vakuummassage

Um die Fingerdruck-Methode zu unterstützen, kann eine Vakuummassage angewendet werden. Wir stellen die Schröpfgläser kreisförmig um das Zwerchfell herum, also den ganzen Rippenbogen entlang, an den Seiten und am Rücken bis zu den unteren Spitzen der Schulterblätter. Die Maßnahme wird auf zwei Tage verteilt: erst vorn bis zu den Seiten und dann am Rücken.

Bauchatmung erlernen

Bauchatmung ist die natürlichste und beste Art der Atmung, eigentlich muss man sie nicht erst erlernen. Durch das viele Sitzen ist Bauchatmung aber leider zur Ausnahme geworden. Um einer Verkrampfung des Zwerchfells vorzubeugen beziehungsweise sie nachhaltig zu lösen, sollte man darauf achten, dass es sich beim Atmen stets weit nach unten und nach oben bewegt. Dann werden auch die Lungen vollständig gefüllt und entleert. Bauchatmung ist eine natürliche Vorbeugung gegen Verklebungen im Brustbereich.

Lege dich auf den Rücken, und atme bewusst in den Bauch hinein: Beim Einatmen bewegt sich die Bauchdecke nach außen und oben (der Bauch wölbt sich etwas), beim Ausatmen nach unten und innen zur Wirbelsäule hin (Bauch zieht sich ein). Führe das zehn Minuten lang durch. Wiederhole die Übung täglich. Es ist auch eine wunderbare Entspannungsübung zur Beruhigung der »Gedankenachterbahn« im Kopf.

Das Zwischenrippengewebe dehnen

Hierfür ist alles dienlich, was den Oberkörper dehnt, zieht und streckt, insbesondere natürlich spezielle Körperübungen wie Yoga und Pilates. Wir schlagen nun etwas vor, das wir als Kinder im Turnunterricht gelernt haben. Die Übung hat keinen Namen, aber sie ist bewährt und ganz einfach durchzuführen.

1. Steh gerade. Bring deine Arme mit dem Einatmen seitlich nach oben und beim Ausatmen wieder zurück. Wiederhole das ca. 30-mal.
2. Steh gerade. Bring beim Einatmen deine linke Hand über den Kopf, und beuge dich dabei zur rechten Seite; die rechte Hand gleitet zur rechten Wade. Die Streckung dehnt das Zwischenrippengewebe links. Sofort danach entspannt es sich wieder, indem du die Übung nach der anderen Seite hin ausführst (30-mal zu jeder Seite hin).
3. Stell dich in den Türrahmen. Bring deine Hände über den Kopf, und halte dich oben am Türrahmen fest. Neige deinen Körper nach vorn und halte dich weiter fest. Du spürst die Streckung im oberen Brustbereich (etwa eine Minute).

4. Stell dich in den Türrahmen. Lege deine Handflächen und Ellbogen seitlich an den Türrahmen. Neige den Körper nach vorn; du spürst die Streckung seitlich am Brustmuskel (etwa eine Minute).
5. Steh gerade. Hebe die gestreckten Arme zu beiden Seiten parallel zum Boden. Dreh den Oberkörper mit etwas Schwung erst zur einen und dann zur anderen Seite (etwa eine Minute).
6. Steh gerade. Bring die gestreckten Arme beim Einatmen senkrecht nach oben. Beuge dich beim Ausatmen nach vorn und nach unten, und berühre dabei mit den Fingerspitzen den Boden.

TIPP

Schulkinder finden es cool, wenn sie vor den Hausaufgaben diese einfachen Übungen gemeinsam mit einem Elternteil machen dürfen, weil sie es meist besser können. Es wird ihr durch stundenlanges Sitzen eingepferchtes Zwerchfell entspannen, ihren Rücken stärken und die Konzentrationsfähigkeit wieder wecken.

Bei Rückenbeschwerden ganz allgemein, insbesondere bei Skoliose und sowieso zur Rückenprophylaxe, empfehlen wir dringend, die Rücken- und Rumpfmuskulatur zu stärken. Bewegung ist Leben: Das haben wir alle schon einmal gehört. Und doch kommt im Alltag die Bewegung meist zu kurz. Körperliche Bewegung ist Prophylaxe und Therapie zugleich. Wenn du gesund sein möchtest, solltest du sie als feste Gewohnheit in deinen Alltag integrieren. Keine Arznei und keine noch so gesunde Nahrung, schon gar nicht der Hype um Nahrungsergänzungsmittel zur Leistungssteigerung können dir die körperliche Bewegung ersetzen.

Ohrmassage

Ein gutes Gehör ist ein sicheres Zeichen für die Vitalität eines Menschen. Gemäß altrussischer Medizin sind die Ohren die Vertretungszonen der Nieren: An ihnen zeigt sich, was mit den Nieren los ist. Jeder Volksheiler knetet an den Ohren – nicht nur, um das Hörvermögen zu verbessern, sondern auch um die Nieren zu stärken und die vitalen Kräfte zu wecken. Unmittelbar nach dem Aufwachen vertreibt Ohrmassage die Morgenträgheit. Tagsüber hilft sie uns vor allem mental. Für Büromenschen ist es eine höchst willkommene, weil diskrete Erfrischung während monotoner Sitzungen. Im Flieger oder in der Bahn, wo man sich schlecht die Beine vertreten kann, hilft es gegen Blutstauungen in den Beinen und den Organen des kleinen Beckens.

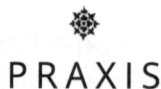

PRAXIS

Allgemein: Die Ohrmuscheln mit den Fingerspitzen durchkneten, in alle Richtungen daran ziehen. Die Ohrläppchen durchmassieren – nicht daran ziehen. Vor und hinter den Ohren reiben.

Punktmassage: Bei Problemen wegen geänderten Luftdrucks (im Flieger oder im Gebirge) und wenn Wasser in die Ohren gelangt ist.

Platziere den Mittelfinger deiner linken Hand rechts vor dem linken Gehörgang in der Nähe des Knorpels, den Ringfinger einen Zentimeter höher und den Zeigefinger einen Zentimeter tiefer. Die Finger der rechten Hand dementsprechend am anderen Ohr. Drücke etwa drei Minuten lang auf diese Punkte. Der Druck sollte nicht stark, aber spürbar sein.

TIPP

Gut auch gegen Migräne und Zahnschmerzen.

Einfache Formen der Bauchmassage

Wir sollten unserem Bauch dankbar sein und ihn nicht erst dann beachten, wenn es Probleme gibt. Mit nur ein paar Minuten am Tag und einer sehr einfachen Technik ist es möglich, etwas für schöne, feste Haut am Bauch und einwandfreies Funktionieren der Bauchorgane, aber auch für bessere Laune, mehr Energie und erholsameren Schlaf zu tun.

PRAXIS

Zupfe und rolle die Haut zuerst an den Rippenbogen entlang und dann in alle Richtungen, den gesamten Bauchbereich hinunter. Mit besonderer Sorgfalt sollte die Stelle, an der sich Zwölffingerdarm und Sphinkter Oddi befinden, bedacht werden.

Für die Bauchmassage können wir auch einen Gymnastikball zu Hilfe nehmen. Legen wir uns mit dem Bauch auf den Ball, und spüren wir irgendwo einen Schmerz, bleiben wir auf dem Ball liegen, bis Erleichterung eintritt. Je kleiner der Ball, desto stärker spüren wir es. Je größer der Ball, desto sanfter ist die Massage. In Russland hat man Babys mit Bauchschmerzen übrigens auf weiche Wollknäuel gelegt. Man versprach sich davon eine verbesserte Durchblutung; die sanfte mechanische Einwirkung auf den Bauch ist in jedem Fall eine Hilfe, um die Peristaltik des Darms anzuregen und die Blähungen hinauszubewegen.

Gleichgewichtsübung

Eine erste Prüfung, um festzustellen ob ein Mensch gesund ist, besteht für russische Heiler darin, ihn mit geschlossenen Augen auf einem Bein stehen zu lassen. Verliert er sein Gleichgewicht, stimmt etwas nicht mit ihm. Versuche es selbst. Wenn du es nicht schaffst, finde heraus, woran es liegt! Vielleicht ist »nur« dein Bewegungsapparat etwas aus dem Training, weil dein Gleichgewichtszentrum im Hirn zu wenig gefordert wird? Das kannst du feststellen, indem du täglich übst, auf einem Bein zu stehen. »Schaffst du es fünf Minuten lang«, hieß es bei uns zu Hause mit einem Augenzwinkern, »hast du auch etwas für deine Schlauheit getan!«

Am besten gleich aufstehen und üben!

»Alles, was unter die Haut geht« – Altbewährtes für Gesundheit und Wohlgefühl

Wenn ich vorher gewusst hätte, wo ich hinfalle,
hätte ich Stroh untergestreut.

Russisches Sprichwort

Sehr vieles, was *auf* die Haut einwirkt, findet seinen Weg auch *unter* die Haut. Denn die Haut schützt nicht nur alles, was sich im Körper befindet, sondern sie lässt auch so manches durch. Somit können wir mit gezielter Einwirkung auf die Haut zweierlei erreichen: zum einen, dass gesundheitsfördernde Stoffe in den Körper hineingelangen, zum anderen, dass gesundheitsschädliche Stoffe herausgeholt werden.

Unsere Haut besteht aus drei Schichten: Oberhaut (Epidermis), Lederhaut (Dermis) und Unterhaut (Subkutis). Neben ihrer Schutzfunktion nach außen hin, beispielsweise gegen Bakterien und Schmutz, verhindert die Haut nach innen hin das Austrocknen des Körpers, indem sie die Wassermenge im Körper anpasst. An heißen Tagen öffnen sich die Poren, der Mensch beginnt zu schwitzen und verliert Feuchtigkeit. An kalten Tagen sind die Poren geschlossen, und es wird

173

Wasser im Körper gehalten. Dank unzähliger Nervenfasern in der Haut fühlen wir Kälte und Wärme, Berührung, Druck und Schmerz.

Widmen wir uns nun ganz praktisch der Frage, wie wir unsere Haut als »Vermittlungsorgan« zwischen innen und außen nutzen können, um Gesundheit und Wohlbefinden zu fördern. Zum Beispiel mit Packungen und Fußbädern.

Packungen

Senfpackung

Sie kennt in Russland jedes Kind! Wir selbst haben die *Gortschitschniki* bei Erkältungen aufgelegt bekommen. Es hat gebrannt, aber wir mussten es aushalten! Heute kauft man sie fertig in der Apotheke, muss sie zu Hause nur in warmes Wasser tauchen, bevor man sie auf Rücken und Brust legt. Anschließend wickelt man den Oberkörper in ein Handtuch. In den deutschsprachigen Ländern erhält man Senfpackungen in Geschäften, die russische Nahrungsmittel und Dinge des täglichen Bedarfs führen, und natürlich im Internet. Aber man kann sie auch selbst herstellen, ganz wie früher.

❀

PRAXIS

Nimm drei Stück Mull (ca. 20 x 20 Zentimeter), tauche sie in warmes Wasser, und streue zwei Teelöffel gemahlenes Senfpulver darauf. Klappe sie zu, sodass es zwei Streifen sind, und lege zwei seitlich am Rücken an den Lungenspitzen auf, den dritten auf die Brust. Mit einem um den Oberkörper geschlungenen Handtuch werden die Wickel an Ort und Stelle gehalten. Bis zu 15 Minuten drauflassen. Es wirkt sehr wärmend. Die Haut kann danach etwas gerötet sein. Diese Stellen kannst du mit Zedernnussöl einreiben. Je frischer das Senfpulver, desto mehr brennt es, deshalb je nach Befinden der Person also im Einzelfall schon früher abnehmen.

Bei Husten wirken Senfwickel ausgesprochen befreiend. Für unsere Lungen, die ein ganzes Leben lang pausenlos Schwerarbeit verrichten, sind sie immer angenehm. Auch unterstützen sie sie gegen allerlei Umweltgifte, nicht zuletzt den gefürchteten Feinstaub, weil die ätherischen Öle in der Senfpflanze die Blutzirkulation in den feinen und feinsten Kapillargefäßen der Lungenbläschen und somit deren Selbstreinigung anregen.

Ingwerpackung

Statt des Senfs kannst du auch Ingwerpulver nehmen, nicht nur für Brust und Rücken, sondern auch für Nacken und Gelenke. Je nach der zu behandelnden Fläche vier bis sieben Esslöffel mit Wasser zu einem Brei vermischen, auf ein feuchtes Tuch (ca. 20 x 30 Zentimeter) ausstreichen und mit der breiigen Seite direkt auf die Haut geben. Es wärmt sehr tief und verbessert die Mikrozirkulation. Gegen Muskelverspannungen, Gelenkschmerzen und Husten.

Einläufe
zur Darmreinigung

Zuerst die schlechte Nachricht: Chronische Verstopfung kann eine Vielzahl von Folgebeschwerden hervorrufen. (Diesem Thema wurde ein ganzes Kapitel gewidmet.) Nun aber die gute Nachricht: Schon ein simpler Einlauf kann spürbare Erleichterung verschaffen. Das gilt nicht nur für quälende Blähungen und ihre schwerwiegenden Auswirkungen auf die Bauchorgane. Nein, es gilt auch für Kopf und Nerven: Kopfschmerzen, nervöse Rastlosigkeit, Einschlaf- und Durchschlafstörungen, Stimmungstiefs bis hin zu Depressionen sprießen aus ein und demselben mental-emotionalen Boden, den ihnen ein überfüllter, überlasteter und niemals gründlich entleerter Darm bereitet.

Um einen Einlauf korrekt und wirksam durchzuführen, brauchen wir einen Irrigator. Das ist ein Behälter mit einem Schlauch und einem Einlaufrohr. Als Flüssigkeit kann man reines Wasser und Kräutertees benutzen. Oder wir lösen im Wasser etwas Steinsalz auf. Das Wasser sollte Körpertemperatur haben, keinesfalls wärmer als 40 °C sein.

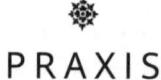

PRAXIS

Flüssigkeitsmischungen für Einläufe:
- Auf einen Liter Wasser einen Esslöffel Steinsalz und einen halben Teelöffel Natron geben. Starke Darmentleerungswirkung.
- Auf einen Liter Wasser einen Teebeutel Kamillentee und einen Teebeutel Anistee geben, 15 Minuten ziehen

und auf 38 °C abkühlen lassen. Zur Entspannung von Reizdarm und gegen Blähungen.

- 900 Milliliter Wasser und 100 Milliliter Aloe-vera-Gel zusammenmischen. Gegen Blähungen, Parasiten und Pilze im Darm und zur allgemeinen Unterstützung des Immunsystems.

So wird's gemacht:
Den Irrigator befüllen und das Einlaufrohr mit Öl einschmieren (Zedernnuss-, auch Sonnenblumen- oder anderes Speiseöl, aber bitte keine Vaseline!).

Den Behälter zum Beispiel an den Handtuchhalter hängen. Dann nach vorn bücken, das Einlaufrohr vorsichtig in den After einführen und den Hahn aufdrehen. Das Wasser laufen lassen, solange man es halten kann. Dann den Hahn zudrehen und das Einlaufrohr herausziehen. Schnell auf die Toilette setzen und sich erleichtern. Die Prozedur kann mehrere Male wiederholt werden, bis der Darm sich frei anfühlt.

Minieinlauf mit Öl

Ein Öleinlauf ist eine Wohltat für Menschen mit trockener Haut (oft Füße und Hände) und Schleimhaut (zum Beispiel Mund, After, Vagina) sowie unregelmäßigem Stuhlgang. Man kann dazu Rizinus-, Sesam- oder Zedernnussöl verwenden. 80 bis 100 Milliliter sind ausreichend. Weiterhin brauchst du einen Klistierball (Klistierspritze) aus der Apotheke. Erwärme das Öl auf Körpertemperatur. Schmiere die Spritze am besten auch damit ein wenig ein.

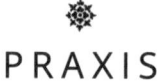

PRAXIS

Lege dir, bevor du beginnst, eine Wärmflasche für 20 Minuten auf den Bauch, und entspanne dich. Lege dich danach auf die Seite, führe die Spritze in den Anus ein, und spritze das warme Öl ein. Bleibe 20 Minuten auf der linken Seite liegen, dann 20 Minuten auf der rechten und zum Schluss 20 Minuten auf dem Rücken.

TIPP

Schaue bitte dabei nicht fern, und lies auch nicht! Entspanne einfach. Wenn du magst, bei sanfter Musik. Spüre deinen Körper! Hilf deinem Darm auch von der geistigen Ebene her, loszulassen und heil zu werden.

Entsäuerung mit Natron

Natron (Speisesoda) ist basisch und ein altbekanntes Mittel zur Entsäuerung. In Russland kennen wir drei sehr einfache Möglichkeiten für den Hausgebrauch.

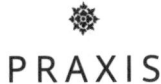

PRAXIS

Anwendungsmöglichkeit 1: Löse 1/4 Teelöffel Natron in einem Glas mit 200 Millilitern warmen Wassers auf. Trinke es auf nüchternen Magen, kurmäßig eine Woche lang.

Anwendungsmöglichkeit 2: 1/3 Teelöffel Natron (oder weniger) in eine Tasse mit 200 Millilitern Fassungsvermögen geben und die Tasse zu einem Drittel mit heißem Wasser (ca. 70 °C) übergießen. Fülle dann die Tasse mit kaltem Wasser auf, sodass die Trinktemperatur bei oder leicht oberhalb der Körpertemperatur (etwa 40 °C) liegt. Morgens auf leeren Magen ein bis zwei Wochen lang, maximal einen Monat lang trinken.

Anwendungsmöglichkeit 3: 1/2 Teelöffel Natron in eine Tasse mit 200 Millilitern Wasser geben. Einmal pro Woche trinken. Das kann im Prinzip lebenslang gemacht werden.

TIPP

Achte auf deinen Körper, beachte seine Signale: Falls du eine spontane Abneigung gegen Natron verspürst oder es bei der Anwendung zu Übelkeit oder gar Erbrechen kommt, reduziere die Dosis oder verwende Natron überhaupt nicht.

Spülung der Mundhöhle

Eine besonders sanfte Anwendung besteht darin, Natron als Mundspülung zu verwenden. Durch die Mundschleimhaut nimmt der Körper die Lauge unmittelbar in sich auf, und die basische Wirkung wird erzielt, ohne dass die Verdauungsorgane mitarbeiten müssen. Durch die Neutralisierung der Säure in der Mundhöhle tun wir auch Zähnen und Zahnfleisch etwas Gutes. Nimm zum Spülen und Gurgeln einen gehäuften Teelöffel Natron, übergieße es mit 200 Millilitern heißen Wassers, und verdünne es nach Ermessen mit kaltem Wasser.

Natron wird auch zur Unterstützung einer Behandlung von Erkältung, Halsschmerzen, Stimmbandentzündung, Ohrenschmerzen und Nasennebenhöhlen empfohlen, da es die Mundschleimhaut unterstützt, bakterielle Belastungen auszuleiten.

Auch Fußbäder mit Natron und Salz helfen dem Körper bei der Entsäuerung. Dafür nehmen wir für ein Fußbad je zwei Esslöffel Steinsalz und Natron. Dauer 20 bis 30 Minuten. Auch bei Fuß- und Nagelpilz empfehlenswert.

Fußbäder

Ein Fußbad wärmt den durchgefrorenen Menschen schneller als ein Vollbad, und der Erwärmungseffekt ist nachhaltig. Aber nicht nur das. Ein Fußbad kann auch zur Entgiftung des Körpers und zur Stärkung des Immunsystems beitragen. Es verbessert die Mikrozirkulation, also die Durchblutung von feinen Gefäßen (Kapillaren), und dies nicht nur an den

Füßen, sondern im ganzen Körper. Gerade wenn man keine Zeit oder Gelegenheit für Vollbad oder Sauna hat, kann es das Mittel der Wahl sein. Um verschiedene Effekte zu erzielen, setzt die altrussische Volksheilkunde spezielle Kräuter ein. Dazu gehören solche, die wir auch als Tee genießen, wie auch schärfere, schweißtreibende.

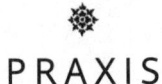

PRAXIS

Das Wasser sollte die Fußknöchel bedecken; ideal ist eine Fußbadewanne mit hohen Wänden, es genügt natürlich auch ein Eimer, während flache Schüsseln weniger geeignet sind. Platziere neben dir einen Wasserkocher, um weiteres Wasser erhitzen zu können, während du die Füße badest. Gieße zwischendurch immer wieder heißes Wasser hinzu, um die Temperatur gleichmäßig zu halten (etwa 38 °C). Oder du legst auf die Fußwanne ein dickes Handtuch, damit das Wasser nicht zu schnell erkaltet. 20 bis 30 Minuten Dauer sind ideal.

Die mentale Unterstützung unserer Organe ist von großer Bedeutung, alles ist miteinander verbunden im Wunderwerk des menschlichen Gesamtorganismus. Das Fußbad ist gerade deshalb eine so wirksame Hilfe, weil es immer auch entspannend ist. Du kannst diese Wirkung noch optimieren, indem du dir eine wohltuende Atmosphäre dabei schaffst und dich mental entsprechend einstellst.

TIPP

Den durchfrorenen Körper rasch wieder erwärmen
Ein überragendes Hausrezept, um vor Kälte schlottern-
de Menschen wieder auf Betriebstemperatur zu bringen
und zu verhindern, dass eine Verkühlung nicht zu einem
Erkältungsinfekt führt! Die klassische Rezeptur schließt
wiederum das Senfpulver mit ein.
Setze dem Wasser zwei Esslöffel gemahlenes Senfmehl
und zwei Esslöffel Steinsalz zu.

Die Nierenfunktion unterstützen

Zwei bis drei Esslöffel Schachtelhalmkraut mit einem Liter
kochendem Wasser überbrühen und zehn Minuten auf der
Herdplatte köcheln lassen. Absieden, etwa 50 Milliliter in
eine Teetasse geben, mit kochendem Wasser auf 200 Milliliter verdünnen und als Tee trinken. Den Rest in die Fußbad-
schüssel gießen und mit kaltem Wasser auf eine angenehme
Temperatur bringen. Setze dich bei ruhiger Musik in einen
bequemen Sessel, den Wasserkocher mit heißem Wasser zur
Hand, und lege auf Höhe der Nieren eine Wärmflasche zwischen Sitzlehne und Rücken. Das bringt die Wärme besonders intensiv zu den Nieren, und die entgiftende Wirkung des
Schachtelhalmtees wird optimiert.

Während du dich entspannst, trinke immer wieder vom Tee
und gieße heißes Wasser nach, um die Temperatur konstant
zu halten. Widme dich innerlich deinen Nieren, schicke ihnen
Gedanken der Fürsorge und Liebe und Gefühle des Dankes!

Für ein **Fußbad gegen Fußpilz** siehe oben »Natron«.

Trockene Füße wieder geschmeidig machen

Um die Elastizität der Haut wiederherzustellen und die Durchblutung zu verbessern: zwei Esslöffel Zedernöl, eine Tasse Zitronensaft, einen Esslöffel Honig, zwei Esslöffel Salz und 1/2 Teelöffel weißen Pfeffer dem Wasser hinzugeben. 15 bis 20 Minuten mit dem Fußbad entspannen.

Was der Leber guttut

Leberwickel mit Salzkompresse

Er sorgt dafür, dass die Leber stärker durchblutet wird. Dank der Wärme verlaufen die Stoffwechselprozesse schneller, und venöses Blut, Lymphe und Galle können besser abfließen, und Verkrampfungen werden gelöst.

Löse einen Teelöffel Steinsalz in einer Tasse mit 200 Millilitern heißen Wassers. Tränke ein Handtuch darin, wringe es kräftig aus (Vorsicht, heiß!), lege es auf rechten Oberbauch und Brustmitte, und decke es mit einem trockenen Tuch ab. Fixiere es nötigenfalls mit einem Schal. Darüber kommt eine Wärmflasche. Entspanne dich nun eine halbe Stunde lang mit dem Wickel. Die ideale Uhrzeit für einen solchen Leberwickel liegt zwischen 12:00 und 14:00 Uhr, aber auch am Abend ist es immer noch vorteilhaft.

Entlastung für die Atemwege

Alle Organe leiden unter der Umweltverschmutzung. Unsere Atmungsorgane jedoch sind schädlichen Einflüssen aus der Luft besonders ausgesetzt. Sie bedürfen dringendst der Entlastung. Es ist kein Wunder, dass immer mehr Menschen mit Infekten und Allergien der Atemwege reagieren. Empfohlen wird eine Fülle von Gegenmaßnahmen, nur wird oft jenes Organ vergessen, das den atmosphärischen Belastungen doch zuallererst ausgesetzt ist. Eine chronisch verstopfte Nase ist fast schon die Norm, aber nicht immer sind die Allergien schuld, sondern auch das Ausbleiben spezieller Hygienemaßnahmen. Der Schatztruhe altrussischer Volksmedizin können wir manche Anregung entnehmen – sowohl zur Abhilfe typischer Beschwerden als auch zur Vorbeugung.

Eigentlich unverzichtbar: die Nasendusche

Ein uraltes, heute noch gebräuchliches Accessoire ist die Nasendusche- oder Netikanne. Ob mit oder ohne sie: Eine Nasendusche sollte zur täglichen Routine gehören wie das Zähneputzen.

Bevor du eine Netikanne kaufst, kannst du die Nasendusche auch so ausprobieren: Nimm eine ganz normale Spritze (natürlich ohne Nadel!), stecke sie ins Nasenloch, und injiziere vorsichtig die Lösung. Es dürfte nicht verkehrt sein, sich dabei über das Waschbecken zu beugen. Normal ist, dass ein Teil der Lösung durch den Mund austritt. Wenn es durch das andere Nasenloch abfließt, ist das ein gutes Zeichen: Dann sind deine oberen Atemwege frei.

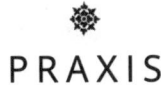

PRAXIS

Rezeptur für die Reinigungslösung
Löse einen halben Teelöffel Steinsalz in einem Glas warmen Wassers (Körpertemperatur).
Nach der Reinigung der Nase kann man in jedes Nasenloch einen Tropfen Zedernnussöl geben. Es wirkt antioxidativ, entzündungshemmend und antibakteriell.

Der vielseitige Sanddorn:
bester Freund der Atemwege

Der Sanddorn ist ein äußerst widerstandsfähiges Gewächs. Er liebt sogar die äußerst kargen, sandigen Böden der Nord- und Ostseedünen. Seine Widerstandskräfte gibt er durch Vitamin C, Vitamin E, Betacarotin sowie die Vitamine der B-Gruppe an den Menschen weiter.

Verwenden wir die Beeren des Sanddornstrauchs, so sind sie in frischem Zustand zu bevorzugen. Saisonal oder örtlich bedingt, stehen sie allerdings womöglich nur in getrocknetem oder eingefrorenem Zustand zur Verfügung (Hinweise dazu unten). Auch die Blätter können verwendet werden. Eine weitere gängige Verabreichungsform ist das Öl der Pflanze. Dazu einige Informationen vorweg:

Sanddornöl wird in der Naturmedizin zur Behandlung von Verbrennungen, Erfrierungen, Ekzemen, schlecht heilenden äußeren Geschwüren und Magen- und Zwölffingerdarmgeschwüren verwendet. Dies sind allerdings Therapien, die medizinischem Fachpersonal vorbehalten sind und hier nur erwähnt werden, um das weitgefächerte Spektrum des

Einsatzes des Sanddorns für die Gesundheitspflege aufzuzeigen. Wir konzentrieren uns auf den Hausgebrauch.

Bei hartnäckigem Husten:
ein sibirisches Mönchsrezept

Bei lang anhaltendem, starkem Husten, wie er während der kalten Jahreszeit leicht auftritt und besonders am Abend schlimmer wird, führt ein alter Heiler in einem entlegenen Kloster Russlands eine spezielle Schwitzkur mit Sanddornöl-Einreibungen durch.

Wir benötigen dazu jeweils 50 Milliliter Sanddorn- und Mohnöl. Gründlich miteinander vermischen, auf den ganzen Körper auftragen und etwas einmassieren. Leinen- oder Baumwollwäsche anziehen, um mögliche Verfärbungen herauswaschen zu können, und ins Bett gehen. Es wirkt sehr schweißtreibend und fördert das Ausschlafen, bei kurmäßiger Anwendung über mehrere Tage hinweg sollte unbedingt Bettruhe gehalten werden, weil der Körper Kraft zur Ausleitung schädlicher Stoffe sowie zur Regeneration braucht. Die Einreibungen sollten alle zwei Tage innerhalb von zehn Tagen erfolgen. Sobald der Husten aufhört, steigt auch der Muskeltonus wieder an, Schwäche und Abgeschlagenheit verschwinden, und man fühlt sich sozusagen wie neugeboren.

Hinweis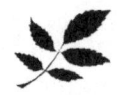

Hartnäckiger Husten kann ein Zeichen schwerwiegender Erkrankung sein, die über den »ortsüblichen Infekt« weit hinausgehen könnte. Deshalb unbedingt den Arzt konsultieren.

Husten sanft lindern mit Sanddornsirup

Eine Rezeptur mit sanfter, nachhaltiger Wirkung. Wir nehmen eine Handvoll frischer Sanddornbeeren (wenn sie nicht zur Verfügung stehen, können sie durch gefrorene ersetzt werden; getrocknete Beeren funktionieren hier nicht) und zwei Esslöffel Naturhonig. Die Beeren werden zu einer homogenen, breiigen Masse zermahlen, dann erst wird Honig (in etwa zwei Esslöffel) zugegeben. Eine bis anderthalb Stunden ziehen lassen. Vier- bis fünfmal am Tag einen halben Teelöffel über zwei bis drei Tage hinweg essen. Stets täglich frisch zubereiten.

Sanddorn-Dampfinhalation bei Bronchitis

Bei Entzündungen der Bronchialschleimhaut empfehlen wir Dampfinhalationen mit Heilpflanzen und Sanddorn. Je 20 Gramm Sanddornblätter, gewöhnlichen Oregano und Süßholzwurzel zusammen in eine Glas- oder Keramikschüssel geben, mit kochendem Wasser überbrühen und etwa fünf Minuten ziehen lassen. Senke die Nase über die Schüssel, mit einem Handtuch über dem Kopf, atme durch die Nase ein und durch den Mund aus. Beruhigt den Husten und löst den Schleim.

Teerezept von Lumiras Oma Alexandra:
Getrockneter Sanddorn gegen Bronchitis

Als Kind hat es mich Überwindung gekostet, mich zu einem Dampfbad zu bequemen, wenn ich stark erkältet und abends besonders schwach und müde war. Oma Alexandra hat stets Rat gewusst und mich dann vor der Prozedur mit der Nase im Dampf und dem Kopf unter dem Handtuch verschont. Stattdessen hat sie mir einen Tee bereitet und mir vor dem Schlafengehen zu trinken gegeben. Vielen kleinen Kindern fällt die Dampfinhalation nicht so leicht. Aber auch für gestresste Erwachsene könnte Oma Alexandras Tee eine Alternative sein!

Du benötigst getrocknete Sanddornbeeren. Ein Teelöffel auf 100 Milliliter kochendes Wasser, vier bis fünf Minuten ziehen lassen und direkt vor dem Schlafengehen trinken.

Keine Angst vor nützlichen Tieren: Hirudotherapie

Der Blutegel hat in Westeuropa keinen besonders vorteilhaften Ruf. Mit einigem Recht wäre sogar von Rufmord zu sprechen. Jahrhundertelang galt das Ansetzen der Blutegel als wirksame, vielfach anwendbare Therapie. In Russland dagegen hat der Blutegel problemlos überlebt – nicht nur als zoologische, sondern auch als medizinische Besonderheit. Brechen wir also eine Lanze für diese so überaus nützlichen Tierchen: Heben wir zunächst ganz sachlich den medizinischen Nutzen hervor, wenn wir sie ihr Werk tun lassen – unter kundiger Aufsicht, wohlgemerkt, und unter einwandfreien hygienischen Bedingungen:

- *Therapeutische Blutung.* Es handelt sich, genau betrachtet, um eine rein mechanische Wirkung ohne Zuhilfenahme chemischer oder sonstiger künstlicher Hilfsmittel: Durch den Verlust einer Blutmenge, die vom Patienten gut toleriert wird, werden Blutgefäße und regionaler Blutfluss entlastet, um regulativ auf den Blutdruck einwirken zu können.
- *Reflexeffekt.* Vergleichbar einer Reizbehandlung durch Akupunktur kann die therapeutische Blutung an biologisch aktiven Punkten hervorgerufen werden, um auf bestimmte Organe, Stoffwechsel und Energiehaushalt einzuwirken. Alternativmedizinisch kann auch von einem »Systemeffekt« gesprochen werden.
- *Instillationseffekt.* Durch die Reflexreaktion auf die Sekretion der Speicheldrüsen des Blutegels wird eine biologische Wirkung im Körperinneren des Patienten ausgelöst. Das Sekret besteht aus über 100 biologisch aktiven Komponenten, die heilsam wirken, darunter Hirudin, Bdelline, Kollagenase, Apyrase, Egline und histaminähnliche Substanzen. Deren wünschenswerte Wirkungen umfassen
  - die Unterstützung der Immunkräfte, insbesondere gegen eine pathogene Mikroflora,
  - entzündungshemmende und bakteriostatische Effekte,
  - eine Verbesserung der Durchblutung und demzufolge einen Abbau von Ablagerungen an den Wänden der Blutgefäße,
  - die Mobilisierung des Flusses von Blut und Lymphe.

HINWEIS

*Blutegel anzusetzen gehört traditionell zur Hausmedizin. Lumiras Großmutter hatte keinerlei medizinische Ausbildung im heutigen Sinn, sie war aber eine berühmte Naturheilerin und eine Expertin der Hirudotherapie. Es handelt sich dabei um eine methodische Behandlungsform, die selbstverständlich erlernt werden muss. Nicht zuletzt sind Blutegel Lebewesen, die man angemessen zu behandeln wissen sollte. Ohne entsprechende Ausbildung (zum Beispiel bei Timofej Karmatskich) sollte man auf eine Selbstbehandlung verzichten. Im deutschen Sprachraum wird die Hirudotherapie von einigen Heilpraktikern angeboten. Die russische Methode jedoch hat ihre Besonderheiten, die auf einem einzigartigen Erfahrungswissen beruhen. Um einen Eindruck davon zu vermitteln, werden Prinzipien und Durchführung der russischen Hirudotherapie im Folgenden in allgemeiner Form beschrieben. **Anders als in den übrigen Abschnitten des Buches ist dies nicht als praktische Anleitung zu verstehen!***

Vorbereitungsphase

Bei der ersten Behandlung wird ein Blutegel am Nabel appliziert, damit die Sekretion direkt in Leber und Dünndarm fließt. Diese Maßnahme gilt als »Türöffner«, um den Körper auf Folgebehandlungen einzustellen. Nach drei Tagen setzt man den Blutegel am Steißbein an, um auf die Hämodynamik (Blutbewegung) einzuwirken.

Diese Vorbereitungsphase ist absolut erforderlich und sollte mit ganz besonderer Sorgfalt durchgeführt werden, weil der Therapeut daran erkennt, wie der Patient reagiert, und

die nun folgenden Applikationen dementsprechend eingestellt werden können, auch um den Patienten vor Nebenwirkungen zu bewahren.

Gezielte Therapie

Nach drei Tage kann man sich konkreten Befindlichkeitsstörungen widmen und die Blutegel direkt an den Problemzonen ihr Werk verrichten lassen. In der Regel setzt man zuerst
einen einzigen Blutegel; von Mal zu Mal wird gesteigert, um
schließlich das Verhältnis von einem Egel auf zehn Kilogramm Körpergewicht zu erreichen. An welchen Stellen und
wie weit entfernt voneinander bleibt dem sachkundigen Auge
des Therapeuten überlassen.

Außer der Anwendung direkt an den Problemzonen kann
die Vorgehensweise auch der volksmedizinischen Korrespondenzenlehre folgen, nach der jedes Organ mit einer »Vertretungszone« verbunden ist, über die es therapeutisch beeinflusst werden kann.

- bei Problemen im Bereich des Kopfes: Region des siebten
  Halswirbels, am Halsansatz, hinter den Ohren, Scheitel
- bei Problemen mit dem Herzen: Region des Brustbeins
- bei Verwachsungen nach einer Operation: in gut ge-
  wähltem Abstand entlang der OP-Naht
- bei Hämorrhoiden: spezielle Mikrozonen am After
- bei Urogenitalproblemen von Männern: spezielle Mikrozonen an Hoden, Perineum
- bei Urogenitalproblemen von Frauen: Perineum, mit besonderer Vorsicht und spezieller Kenntnis auch intravagi-
  nal; Projektion der Eierstöcke auf das Schambein

- bei Krampfadern: ein besonderer Punkt jeweils an Fußsohlen und Beinvenen

Nach der Applikation wird bis zu zwölf Stunden lang etwas
Blut abfließen. Das ist normal und kein Grund zur Sorge. Deshalb sollte(n) die Bisswunde(n) fachgerecht versorgt werden,
wie du es aus jeder Arztpraxis im Falle kleinerer Verletzungen kennst. Zur Beachtung: An besonders problematischen
Körperstellen kann noch zwei Tage lang etwas Blut abfließen.
Auch das wäre normal.

Die Bisswunden an diesen Problemstellen können manchmal jucken und sich leicht entzünden, weil in diesem Bereich
eine Stauung oder latente Entzündung vorlag und jetzt ab-
heilen muss. Durch ein Jucken, die Bildung eines Hämatoms
oder einer Schwellung wird angezeigt, dass der körpereigene
Erneuerungsprozess begonnen hat. Wenn es sich nachhaltig
unangenehm anfühlt, können ein Vollbad oder eine Sauna
den Reiz lindern.

Der Blutegel: ein Freund des Menschen

Oft werden die Blutegel in Deutschland nach der Anwendung sofort getötet. Das ist weder vorbildlich im Sinne des
Tierschutzes noch der Nachhaltigkeit. Blutegel sollten wie-
derverwendet werden! Sie benötigen etwa vier bis fünf Monate zur Regeneration und können danach (bei ein und
derselben Person!) wieder aufgesetzt werden. Unterdessen
können sie in einem Glas leben und sind sehr pflegeleicht:
Sie brauchen nur frisches Wasser, einen Kieselstein, an
dem sie sich kratzen können, und einen dunklen, kühlen
Raum. Manche leben über drei Jahre lang und können immer

wieder aufgesetzt werden. Es grenzt an ein Wunder, ist aber tatsächlich so: Ab dem zweiten oder dritten Einsatz bildet ein Blutegel genau die Sekretionen, die für »seinen« Menschen haargenau passen.

TIPPS

Das Glas mit dem Namen der ihm zugehörigen Person und den Daten der Behandlungen sollte unbedingt beschriftet sein.

Medizinische Blutegel sollten ausschließlich über die Apotheke bestellt werden. Vom Kauf im Internet raten wir ab, auch wenn es dort Preisvorteile gibt. Medizinische Blutegel werden in Laboren gezüchtet und kosten ohnehin nur wenige Euro das Stück.

An alle Frauen jenseits der Menopause

Die Attraktivität russischer Frauen ist legendär, und es ist ein offenes Geheimnis, wie sie den Reinigungs- und Verjüngungseffekt der Monatsblutung auch nach der Menopause zu erhalten bemüht sind: mit Blutegeln! Die Tradition der weisen Frauen will es so, dass die Anwendung während oder unmittelbar nach Vollmond erfolgt, also im natürlich vorgegebenen Rhythmus der weiblichen Kraft. Die Frau setzt sich drei Blutegel am Perineum und trägt für ein paar Tage die Frauenbinde. Die Überzeugung ist, dass es nicht nur den Körper reinigt, sondern ihn auch jung und schön erhält.

Hinweis

Gegenanzeigen *für* **Hirudotherapie:** *bei grippalem Infekt und während Menstruation und Schwangerschaft, bei Einnahme von Blutverdünnern, Bluterkrankheiten wie Blutgerinnungsstörungen, Thrombozytopenie und Anämie. Während sonstiger medikamentöser Behandlungen bitte in Absprache mit dem behandelnden Arzt.*

Geistige Gesundheit

Sogar auf der Sonne
gibt es Flecken.

Russisches Sprichwort aus alter Zeit

Alle reden von Stress. Alle haben Stress. Und wenn nicht, machen sie sich welchen. Stress ist universal, aber das »Universum Mensch« steht über seinem Stress. Doch nur wenn man sein Leben entsprechend ausrichtet, besiegt man seinen Stress.

Genau darauf wollen wir uns hier konzentrieren: seinen eigenen Stress zu besiegen. Angefangen dort, wo Gefordert-Sein in Stress umschlägt, indem wir unsere persönliche Situation mit negativen Gedanken und Gefühlen versehen. Sie sind immer mit dabei, wenn wir gestresst sind, und sie sind im Regelfall unsere Energieräuber Nummer eins. Ganz egal, ob der tiefere Grund in einem Blähbauch oder in unverdauten seelischen Problemen liegt. Oder in beidem, was gar nicht so unwahrscheinlich ist.

Gehen wir die Sache so an, wie es auch unsere Ahnen taten, auch wenn du jetzt vielleicht denkst: »Ja, damals in Russland, da gab es doch keinen Stress. Not und Elend schon, aber Stress …?« Ganz richtig: Stress im heutigen Sinne ist ein typisches Zivilisationsleiden. Gerade deshalb sollten wir uns auf die urgesunden Wurzeln natürlichen Lebens besinnen, um uns wirklich von Grund auf zu erneuern: an Körper, Geist und Seele. Was also tun, wenn uns der Stress über den Kopf wächst? »Nun, mein Kind«, sagte Lumiras Großmutter, »da gibt es drei Möglichkeiten …«

1. Die Situation verlassen.
2. Die eigene Einstellung zur Situation verändern.
3. Krank werden und sterben.

Ist das nicht hübsch? Echte russische Volksweisheit lacht uns hier doch förmlich ins Gesicht! Achte besonders auf die dritte Möglichkeit. Nicht, dass wir sie empfehlen würden! Im Gegenteil. Aber es schadet nie, sich vor Augen zu halten, dass unser Dasein endlich ist. Dann erkennen wir auch: Das Leben ist einfach zu schade, um es sich durch Stress verderben zu lassen.

TIPP

Unsere allererste Empfehlung lautet: Geh einmal offen und ehrlich die typischen Situationen durch, in denen du dir Stress machst. Wenn du unter Druck gerätst, welchen Weg bist du dann gewohnt zu nehmen? Schreibe auf, was deine Muster sind, und nimm dir deine Notizen vor, wenn es wieder einmal so weit ist.

Was Möglichkeit eins und zwei betrifft: Ob es besser wäre, wenn du deinen Job behältst oder dich proaktiv woanders bewirbst, musst du selbst wissen. Womöglich noch schwieriger zu beantworten wäre es, wie du eine Beziehungskrise lösen kannst. Es kann durchaus richtig und wichtig sein, bestimmte Menschen, Orte und Situationen, die uns nicht oder nicht mehr guttun, hinter uns zu lassen. Es kann aber auch richtig sein, alles entschlossen durchzustehen. Nur eine Lösung muss her, und die musst du selbst finden. Wobei wir dir helfen können? Dabei, dass du einen klaren Kopf behältst oder wiederbekommst und dass du in Frieden mit deinen echten Gefühlen und tiefsten Wünschen leben kannst.

Erwecke den Abenteurer in dir!

Probleme gehören zum Leben – wer würde es bestreiten? Nichtsdestotrotz strebt der Mensch nach einem problemfreien Dasein. Er sehnt sich danach, von Konflikt und Krankheit verschont zu bleiben. Doch Probleme gibt es überall, ob in Armut oder Überfluss. Wenn es gelänge, alle Wünsche zu befriedigen, würde sich das Leben doch nur in Überdruss verwandeln. Man kann es drehen und wenden, wie man will: Ein Luxusproblem haben heute nicht nur Monarchen und Oligarchen, sondern, wenn wir ehrlich sind, ganz, ganz viele Menschen in der westlichen und zunehmend auch der östlichen Hemisphäre. Immer mehr Menschen fangen aber auch an, die Ursachen für ihre Unzufriedenheit bei sich selbst zu suchen. Sie haben guten Grund dazu. Probleme sind natürliche Begleiter des Lebens. Wir brauchen sie sogar – für unsere innere Entwicklung. Nur deine Einstellung entscheidet darüber, ob dein Leben ein ständiger Kampf oder ein ständiger Sieg ist.

Indem wir in etwas, das uns akut oder chronisch fordert, nicht die Zumutung, sondern das Abenteuer sehen, erwerben wir die Mentalität eines Kriegers. Der größte Sieg ist immer der Sieg über unsere Laxheit und Lauheit. Das ist es, was im Leben den Sieger vom Verlierer unterscheidet.

Suchen wir also nach Lösungen statt nach Schuldigen! Probleme sind nicht dazu da, uns schwach und unglücklich, sondern stark und glücklich zu machen. Ihnen die Stirn zu bieten ist an sich schon ein Sieg. Und immer ein Abenteuer! Unser Leben wird »saftiger«, sobald wir uns nicht mehr in unsere Ecke zurückziehen, sondern das Wagnis eingehen, uns zu stellen – mit allem, was wir haben. Aus diesem Abenteuer kann man Kraft und Weisheit schöpfen und jene inneren Schätze anhäufen, auf die es im Leben wirklich und tatsächlich ankommt.

In der Fülle des Lebens liegt das Geheimnis von Vitalität und Gesundheit. Werde also zum Abenteurer deines Lebens! Intensität ist die Mutter wahrer Gelassenheit. Warum? Weil du deine Energie spüren musst, um deine Probleme loslassen zu können.

Was tun, wenn uns alles
über den Kopf wächst?

Wir alle kennen das: Man befindet sich in einer schwierigen Situation und kann an nichts anderes mehr denken. Die Frage »Was tun?« erübrigt sich da schon fast. Wir sind ja total beschäftigt – leider nur in Gedanken. Wie machen wir das jetzt bloß: unsere Probleme loslassen? Fangen wir mit einer ganz einfachen, aber wirksamen Übung an. Sie hilft immer dann, wenn uns alles über den Kopf zu wachsen scheint.

ÜBUNG

»Spüre deine Socken!« für Anfänger
Steh bequem. Aufrecht, aber bequem. Verlagere deine Aufmerksamkeit zu deinen Füßen hin. Kannst du sie spüren, deine Socken? Noch nie probiert? Umso besser. Du wirst sehen: Sofort wird dir der Kopf angenehm leer. Du kannst an nichts anderes mehr denken als daran, diese Socken zu spüren. Deine Socken bringen dich in die Gegenwart! Denn deine Socken gehören genauso zu deiner Gegenwart wie alle Gedanken über deine Probleme. Mindestens so sehr! Denn im Gegensatz zu wenigstens einem Teil deiner Ängste und Befürchtungen sind sie ganz und gar Realität.

Es gibt eine simple psychologische Spielregel, der alles unterliegt, was uns in Kopf und Bauch beschäftigt: Die Energie folgt immer der Aufmerksamkeit! Worauf du fokussierst, das wird größer in deinem Leben, auch deine Sichtweisen und

Urteile. Und je mehr Wichtigkeit du einer bestimmten Sichtweise oder einem bestimmten Urteil verleihst, desto wichtiger wird auch das, was du damit einordnest und bewertest. Nicht, dass wir uns missverstehen: Es geht nicht darum, dass du deine alten Socken zu deiner neuesten Spielerei machst, mit der du dich von deinen Schwierigkeiten vorübergehend ablenkst. Worum es geht, ist einzig und allein dies: dass du Halt und Unterstützung aus eigener Kraft empfängst. Dazu kann alles hilfreich sein, sogar deine Socken. Gerade weil sie so schön neutral sind und du sie sonst nur wahrnimmst und beurteilst, wenn du dich fragst, ob du sie nicht doch mal wieder wechseln solltest.

Weil es so schön war und du angefangen hast, endlich auch mal wieder über dich selbst zu lachen, geht es sofort weiter mit unserer reizenden kleinen Übung.

ÜBUNG

»Spüre deine Socken!« für Fortgeschrittene
Du stehst also da und spürst deine Socken. Womöglich zum ersten Mal in deinem Leben, das damit schon ein ganz kleines bisschen erträglicher geworden ist. Bleib jetzt dran, und nutze das Momentum!

Halte weiter die Aufmerksamkeit auf deinen Socken. Spüre sie völlig anstrengungslos. Sobald Madame Aufmerksamkeit stabil geworden ist, beginnt sie sich zu langweilen und möchte sich auf etwas anderes richten. Das ist von Natur aus so gewollt. Als universale Wesen ist es schließlich unsere Aufgabe, mehrere Ebenen gleichzeitig mit Bewusstsein zu bedienen. Statt dass du Madame Aufmerksamkeit jetzt gleich wieder schweifen lässt, solltest du sie zärtlich bei der Hand nehmen und *sowohl* auf deine Socken *als auch* auf deine Umgebung richten. Schau dir deine Situation ruhig an, aber vergiss deine Socken nicht!

Und jetzt geschieht etwas Erstaunliches: Du siehst dich in dieser Situation, aber du bewertest sie nicht. Warum? Weil du dich völlig ausgelastet fühlst. Unsere Aufmerksamkeitsenergie ist nämlich nicht unendlich. An die Stelle des Bewertens und (Ver-)Urteilens deiner Situation hast du nun ganz bewusst etwas anderes gesetzt. Auch wenn es nur deine Socken sind: Es befreit.

Aber nur, solange du sie wirklich spürst, deine Socken!

Nun ist natürlich nicht zu erwarten, dass sich nur mit Üben alle deine Probleme in Luft auflösen. Entscheidend ist, dass du das Prinzip verstehst: Mentale Energie folgt der Aufmerksamkeit. Und Aufmerksamkeit ist lenkbar. Um an diesem Punkt weiterzumachen, schicken wir gleich noch eine Körperübung hinterher, um die positive Erfahrung in der Körpererinnerung zu festigen.

Neuronale Signale auf Entspannung stellen

Es ist ungemein wichtig, immer wieder Signale der Entspannung an das Gehirn zu schicken. Dabei können wir eine neurologische Gesetzmäßigkeit nutzen: Die neuronalen Signalwege sind prinzipiell nach beiden Seiten hin offen. Nicht nur, dass sich unsere Miene aufhellt, wenn wir in aufgeräumter

Stimmung sind. Unsere Stimmung verbessert sich auch, wenn wir unser Gesicht aufräumen. Indem du die Verkrampfungen deiner Gesichtsmuskeln löst, löst du auch psychologischen Stress. Bei häufiger Abgeschlagenheit, auch während eines ganz normalen Tages, sollte man sich lieber einige Minuten Zeit schenken und sich um sein verspanntes Gesicht kümmern, statt sich mit Kaffee aufzuputschen.

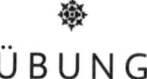

ÜBUNG

Mein liebes Gesicht, ich bin für dich da!
Setze oder lege dich bequem hin, schließe die Augen, und lass deine Aufmerksamkeit über dein Gesicht fließen als eine warme, liebevolle Strömung. Entspanne bewusst Stirn, Wangen, Kiefer und Hals, Ohren und Hinterkopf. Entspanne auch deine Kopfhaut – sie ist so ziemlich das Angespannteste, was du hast. Lege deine liebevolle, sehr bewusste Aufmerksamkeit einige Minuten lang wie eine schützende Decke über deinen ganzen Kopf. Reibe dir dann die Hände, um Energie auch körperlich fühlbar zu erzeugen. Streichle mit den warmen Händen Gesicht, Kopfhaut, Nacken, Hals und Ohren.

Danach wirst du dich erfrischt und entspannt fühlen. Dein Gesicht ist hell und freundlich, deine Gedanken sind geklärt. Trinke ein großes Glas warmes Wasser, und kehre frohen Mutes in deinen Alltag zurück.

Quälende innere Monologe stoppen

Es gehört zu den Automatismen des mentalen Geschehens, dass der Gedankenstrom sich gern entlang bekannter und gewohnter Bahnen bewegt. Das ist Teil unserer evolutionären Ausstattung und grundsätzlich nicht negativ, denn es schützt uns davor, immer wieder neue neuronale Vernetzungen schaffen zu müssen, um den Anforderungen des Lebens zu genügen. Die Sache hat jedoch einen Haken: Wir hängen uns manchmal auch an gewissen Themen auf, ohne sie wirklich zu Ende zu bringen. Der Auslöser kann unter Umständen viele Jahre zurückliegen. Die Erfahrung lehrt, dass es dann oft um Dinge geht, die nicht so gelaufen sind, wie wir uns das gewünscht hätten – und immer noch wünschen, sonst würden wir uns nicht so hartnäckig darauf fixieren. Immer wieder wandern die Gedanken spontan dorthin, begleitet von Emotionen, die uns nicht guttun. Das tut weh, es wühlt auf, und es stresst.

Zum Glück gibt es einfache Mittel und Wege, den quälenden inneren Monolog zu stoppen, sofern es sich nicht um das Symptom einer echten psychischen Störung handelt. Letztlich geht es darum, den Fokus der Aufmerksamkeit nachhaltig zu verändern. Und zwar, ohne psychischen Druck auszuüben! Das wäre ja nur zusätzlicher Stress. Deshalb legen wir einen Zwischenschritt ein. In der folgenden Übung bedienen wir uns der Hilfe des Körpers, um auf den Geist einzuwirken. Aber es bleibt ein rein mentaler Vorgang.

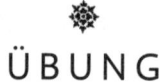

ÜBUNG

Der Gefangenschaft im inneren Monolog entkommen

Wir verfahren nach dem Prinzip »Gleiches mit Gleichem beantworten«. Wenn wir in monotonen Gedankenketten gefangen sind, kommen wir ihnen am besten mit Monotonie bei. Nehmen wir an, du liegst im Bett und kannst nicht einschlafen, weil du dich immer wieder mit dem gleichen Übel beschäftigst. Stell dir jetzt vor, du machst Kniebeugen: ganz bildlich, in allen Einzelheiten und mit allen körperlichen Erscheinungen, die das auslösen würde, wenn du es tatsächlich körperlich tätest (steigender Puls, Schwitzen, Schnaufen). Zähle mit. Rein gedanklich kannst du unendlich viele Kniebeugen machen, aber 100 sollten reichen. Es wird deinen Geist beruhigen und deinen Körper entspannen. Genauso könntest du mental Fahrrad fahren, Liegestütze machen, laufen. Dehne diese gedankliche Übung auf ein Minimum von fünf, besser zehn Minuten aus.

Womöglich fragst du dich jetzt: »Ist das im Endeffekt nicht dasselbe wie Schäfchenzählen?« Nein, ist es nicht. Weil die mentale Vorstellung einer körperlichen Anstrengung eingesperrte mentale Energie befreit. Schäfchenzählen ist dafür nicht sonderlich geeignet. Hingegen ist es auch möglich, langsam und gleichmäßig im Meer zu schwimmen und dabei die Armzüge mitzuzählen. Vielleicht gefällt dir das ja auch?

Mithilfe von Düften Stress lösen und negative Erinnerungen erlösen

Ganz am Anfang haben wir erläutert, dass im »Universum Mensch« alles mit allem verbunden ist. Deshalb sind die Grenzen zwischen Körper und Geist durchlässig. Negative Emotionen werden, sobald sie eine gewisse Intensität erreichen, auch im Körpergedächtnis unserer Zellen gespeichert. Um diese Erinnerung zu erlösen, möchten wir eine weitere praktische Methode vorstellen, und zwar durch die Verwendung gesunder und angenehmer Düfte. Es ist bekannt, dass Düfte ausgesprochen machtvoll sind, um Erinnerungen und die damit verbundenen Gefühle und Gedanken auszulösen. Weniger bekannt ist, dass sie diese auch verändern können. Dazu bedienen wir uns ätherischer Öle. Es versteht sich, dass die Qualität des Öls sehr wichtig ist. Auf gar keinen Fall sollen es synthetische Öle sein. Nur echte, natürliche Düfte wirken tatsächlich positiv und harmonisierend auf die Psyche. Unser Unterbewusstsein lässt sich nicht täuschen!

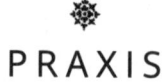

PRAXIS

Frage dich, mit welchen Gerüchen du eine durchweg angenehme und positive Erinnerung beziehungsweise Empfindung verbindest. Vielleicht holt der Duft von Zimt die wohlige Atmosphäre an Großmutters Weihnachtsbäckerei wieder herauf oder frische Orangen die Gedanken an einen besonders schönen Sommerurlaub im Süden. Das wären dann Düfte, mit denen du persönliche Erinnerungsarbeit leisten könntest.

Darüber hinaus gibt es allgemeine Erfahrungswerte:

- Der Geruch der Zitrone ruft die Empfindung von Sauberkeit und Frische hervor.
- Frauen finden meistens Ylang-Ylang, Rose, Lavendel und Jasmin ganz wunderbar.
- Auf Männer wirken Tannenbalsam, generell alle Baumöle, erdend und beruhigend.
- Alle Zitrusöle (neben Zitrone auch Orange, Mandarine, Limette und Grapefruit) helfen dabei, gedankliche Klarheit zu schaffen, und sind von daher immer geeignet, Erinnerungsstress zu reduzieren.

Es gibt verschiedenste Möglichkeiten, die gewählten Düfte einzusetzen, etwa über das Raumklima mithilfe einer Duftlampe oder eines Verneblers. Oder du trägst ein paar Tropfen auf den Körper auf: auf Pulslinien, hinter die Ohren, auch auf die Haare. Das kommt einer Nutzung als Parfum gleich. Situativ kann es für spontane Erleichterung sorgen, wenn du einfach am Fläschchen riechst. Das kann man immer machen und ist prima als Hilfe in Stresssituationen. Innerhalb von nur drei Sekunden gelangen die ätherischen Substanzen von der Nasenschleimhaut ins limbische System. Dieses sendet »in Echtzeit« seine Botschaft ans Gehirn, und es veranlasst den Körper zur Entspannung.

Hinweis

Ätherische Öle speziell in Stresssituationen
- *Sandelholz, Zeder, Weihrauch, Lemongrass, Grapefruit, Bergamotte, Copaiba, Vetiver.*
- *Im Extremfall Baldrianöl. Stark beruhigend!*

Auch hier gilt: Vorbeugung ist besser als Heilung. Gewisse Stresssituationen sind durchaus vorhersehbar; deshalb ist es klug, wenn zuvor ein gezielter Einsatz deines Lieblingsduftes erfolgt, um die Achterbahn der Gefühle möglichst flach zu halten.

Immer wieder besonders gern genommen: Massagen mit ätherischen Ölen. Mische ein paar Tropfen ätherische Öle mit einem Basisöl: Mandel-, Zedernnuss-, Sesam- oder Aloe-vera-Öl.

TIPP

Bei Anwendung von Zitrusölen auf der Haut sollte man zwölf Stunden lang eine direkte Sonneneinstrahlung auf diese Körperstelle vermeiden.

Positive Einstimmung mithilfe von Musik

Noch eine clevere Strategie, um sich positiv einzustimmen, ist, Musik zu hören. Denke währenddessen daran, dass es dein Immunsystem stärkt und den Körper basischer macht.

Lege dir Musik auf, die dir gute Laune macht.

Richte dich auf, lächle, bringe deine Hände nach oben. Sprich: »Ich nehme die aufbauende, positive Energie in mich auf.« Stell dir vor, dass diese Energie wie ein Regenbogen in deinen Körper einströmt.

Sprich: »Heute ist ein wunderschöner Tag. Jeden Tag geht es mir besser, besser und besser.« Dann trinke reines Wasser, um das Ergebnis zu festigen.

ÜBUNG

Meditationsübung: Angst auflösen

Diese Übung kannst du immer dann nutzen, wenn du eine Angst verspürst, die dich und deinen Energiefluss blockiert.

Stell dir vor, du befindest dich auf einer wundersamen Wiese. Du bist nicht allein, denn ein mächtiges, göttliches Schutzwesen ist an deiner Seite. Du fühlst dich geborgen und beschützt.

Frage dich: Was sind meine schlimmsten Ängste? Erlaube alle Bilder und Gefühle, die jetzt in dir auftauchen. Schau deine Angst aus der Entfernung an, als ob du einen Film guckst. Sei dir die ganze Zeit über der Gegenwart deines Schutzwesens bewusst. Sage deiner Angst: »Ich sehe dich! Ich weiß, dass du ein Teil von mir bist. Ich akzeptiere dein Dasein.«

Geh näher heran, ganz langsam. Denke daran, dass die Angst ein Teil deiner selbst ist. Ein Teil, der in Angst gefangen ist und den du deshalb ausgeschlossen hattest.

Öffne dein Herz, und erfülle es mit deiner Liebe. Lass diese Liebe auch zu deiner Angst fließen. Fühle, wie diese hohe Schwingung alles harmonisiert und heilt. Nimm deine Angst nun endlich an. Atme diesen Teil deiner selbst zu dir zurück und fühle, wie du wieder ganz wirst. Spüre dein göttliches Schutzwesen neben dir und fühle, dass du in Sicherheit bist.

Gesunde Frauen –
gesunde Welt

Frauen haben kein Alter. Sie sind sehr jung,
länger jung, ewig jung.

Russisches Sprichwort

»Die Gesundheit der Frau ist die Gesundheit der Welt«, hieß
es bei uns zu Hause. In erster Linie sind ja die Frauen verantwortlich für die Gesundheit der Nachkommen. Natürlich spielt auch die Gesundheit und geistige Verfassung ihres
Partners eine Rolle. Die Frau aber trägt das Kind aus, sie ist
das Gefäß, in dem das Göttliche sich mit dem Irdischen ver-
einigt und neues Leben entstehen lässt.

Wie in allen alten Kulturen wurden auch in Russland die
Mädchen durch die weiblichen Familienmitglieder frühzeitig auf Schwangerschaft und Geburt vorbereitet. Dies schon
aufgrund der gesundheitlichen Risiken für die Frau selbst,
aber auch für ihr Kind, und nicht zuletzt, um für beide ein
gedeihliches Klima in Familie und Gesellschaft zu schaffen. Es war eine regelrechte Ausbildung, denn die Sicherung
der Nachkommenschaft war angesichts von Lebensrisiken,
die für uns kaum noch vorstellbar sind, von höchstem

Stellenwert. Die Rolle der Frau in den alten Gesellschaften, insbesondere ihr Einfluss auf Kinder und Partner, sollte nicht unterschätzt werden.

Der Körper einer Frau erreicht den Höhepunkt seiner Vitalität im Alter von etwa 20 Jahren. Das ist normalerweise der ideale Zeitpunkt, um ein Kind zu gebären. Warum? Zum einen deshalb, weil es doch darum geht, dem neugeborenen Kind optimale Gesundheit und Vitalität mitzugeben. Zum anderen, um mit möglichst geringem Risiko zu gebären. Wir möchten das hier einmal hervorheben, weil die Frauen in den entwickelten Gesellschaften ihre Kinder immer später bekommen. Das ist verständlich, weil in der Regel der Wunsch zugrunde liegt, Kind und Familie das Möglichste an materieller Sicherheit zu garantieren. Moderne Frauen leben zudem nicht nur für die Familie, sondern auch für sich selbst, was gewiss ein Fortschritt ist. Nur eben ist es, was Schwangerschaft und Geburt betrifft, kein Vorteil. Normale Umstände vorausgesetzt, ist die weibliche Physis in jungen Jahren kraftvoll und vital und die Psyche voller Freude und Hoffnung. So vermag der weibliche Körper in jungen Jahren während der Schwangerschaft Mutter und Kind optimal zu versorgen.

In Russland sagt man auch: »Eine Schwangerschaft ist wie das Erbauen eines Hauses, für das die Natur den Bauplan stellt und die Frau die Baustoffe und die Arbeit.« Wohl wahr: Ist ihre eigene Konstitution stabil, ihre Ernährung gesund und ihr Leben harmonisch, dann ist auch das junge Leben, das eine Frau der Welt schenkt, kraftvoll, gesund und rundum zufrieden.

Lebensführung während einer Schwangerschaft

Aus diesen allgemein gültigen Prinzipien leiten sich die Grundregeln, nach denen eine künftige Mutter leben sollte, eigentlich von allein ab. Da sollte sie vollkommen ehrlich mit sich selbst sein, denn nichts weniger als die Gesundheit ihres Kindes – aber auch ihre eigene Gesundheit – hängt davon ab. Dass es im Grunde unverantwortlich ist, während der Schwangerschaft zu rauchen, Alkohol zu trinken, täglich Kaffee zu genießen, ungesund zu essen und bestimmte Medikamente einzunehmen, würde heute niemand mehr leugnen. Zu den Selbstverständlichkeiten sollte zudem gehören, dass auch der Partner davon Abstand nimmt, um die Motivation seiner Frau zu unterstützen. Es ist eine Erfahrung beglückender Gemeinsamkeit, zusammen zu erkennen, dass Genuss überhaupt nichts mit schädlicher Gewohnheit zu tun haben muss.

Kurz und knapp auf den Punkt gebracht: Die Reserven des menschlichen Gesundheitsspeichers sind endlich. Und je mehr davon erst einmal verbraucht wurde, desto weniger ist hinterher noch übrig. Schwangerschaft ist keine Krankheit, aber sie verbraucht »Speicher«!

Vergegenwärtigen wir uns nur einmal die schädlichen Langzeitwirkungen der Volksdroge Alkohol auf das entstehende Leben:

Die Eizellen, aus denen sich später ein Kind entwickeln wird, werden bereits im weiblichen Fötus angelegt. Alkohol ist ein narkotisches Gift, das in die Zellen gelangt – nicht nur bei der schwangeren Mutter, son-

dern auch und gerade in die empfindlichen Eizellen des Fötus.

Manches von dem, was wir im Folgenden empfehlen, mag dir als reine Selbstverständlichkeit erscheinen. Es ist aber wichtig, der verbreiteten Überzeugung entgegenzutreten, der Mensch könnte sich alles erlauben und die moderne Medizin für fast alles sorgen – einschließlich der Kompensation unangemessener Ernährung und Lebensführung während der Schwangerschaft. Das Beste ist immer, dem Ruf der Natur zu folgen und ihr nichts in den Weg zu legen, damit sie ihr Werk ungestört tun kann – zum Wohle von Mutter und Kind. Das ist im Übrigen auch die beste Voraussetzung, um dem Kinde die richtigen Werte für sein Leben mit in die Wiege zu legen und ihm ein Beispiel für einen gedeihlichen Lebenswandel zu geben.

Familienplanung und Vorbereitung auf die Schwangerschaft

Wir wollen hier keineswegs die verständlichen und legitimen Motive infrage stellen, die der Entscheidung für eine späte Schwangerschaft zugrunde liegen können. In der heutigen Welt gibt es in der Tat sehr gute Gründe, die Familienplanung erst dann in die Tat umzusetzen, »wenn alles stimmt«. Unsere ersten Ratschläge richten sich deshalb besonders an zukünftige Mütter, deren Körper bereits den biologischen Höhepunkt der Vitalität überschritten hat. Diese Grundregeln sind umso wichtiger, wenn der Sorge um die eigene

Gesundheit in jungen Jahren nicht gerade die Priorität gegolten haben sollte.

Hinweis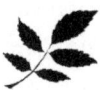

Bewusste Vorbereitung auf die Schwangerschaft

- *Oberstes Ziel ist eine gründliche innere Reinigung des Körpers. Hierfür sind bis zu 13 Monate zu veranschlagen. Zielführend sind alle Maßnahmen, die in diesem Buch zur Reinigung des Darms und anderer innerer Organe empfohlen werden.*
- *Optimal ist eine Ernährungsumstellung im Sinne von Trennkost und basischem Essen mit hohem Anteil an Gemüse und grünen Blättern.*
- *Möglichst Verzicht auf schädliche Genussmittel wie oben beschrieben – nicht erst während der Schwangerschaft, sondern bereits in der Vorbereitungsphase.*
- *Vermehrte Aufnahme hochqualitativer Vitalstoffe aus natürlichen Quellen wie Omega-3-Säuren, Antioxidantien, B-Vitaminen, Biotin, Mineralkomplexen.*
- *Möglichst viel Gutes für Körper, Geist und Seele: Bewegung an der frischen Luft, positive Gedanken, sich vom Partner verwöhnen lassen.*

TIPP

Um dein persönliches Programm zusammenzustellen, siehe die Bücher *Jung und schön mit Lumira* und *Lebe deine weibliche Kraft* von Lumira.

Gynäkologischen Beschwerden vorbeugen

Gynäkologische Beschwerden verzeichnen nicht nur während der Schwangerschaft, sondern allgemein eine steigende Tendenz. Eine häufige Ursache sind gestörter Fluss und Abtransport von Blut und Lymphe. Dieses Problem ist wiederum häufig eine Folge von Verdauungsproblemen, die wir bereits ausführlich besprochen haben, weil sie aufgrund der heutigen Lebensweise tatsächlich massenhaft auftreten.

Der Raum im Becken ist durch die Lage der Beckenknochen begrenzt, und das Wachstum des Kindes bringt eine Volumensteigerung, somit auch zusätzlichen Druck in diesen Bereich. Das damit verbundene Quetschen der benachbarten Organe ist für die Frau ohnehin eine Belastung. Kommen nun noch Blähungen hinzu, wird die Sache nicht nur sehr schmerzhaft, sondern hat zwangsläufig Beeinträchtigungen der Funktionsweise der betroffenen Organe oberhalb des Darms zur Folge. Mögliche Stauprozesse der Lymphe und des Blutes, die zwar nicht direkt fühlbar sind, wirken sich ebenfalls schwächend auf den Allgemeinzustand aus.

All das bringt eine Schwächung des mütterlichen Organismus mit sich, sodass womöglich körperliche Ruhe ärztlich verordnet werden muss, obwohl dadurch die Versorgung des Beckens noch weiter beeinträchtigt wird. Die Geburt, besonders bei Kaiserschnitt und den damit möglicherweise verbundenen Verwachsungen, kann zu weiteren Zirkulationsstörungen im Beckenbereich und zur Dysfunktion der angelagerten Organe führen. Wenn sich dann noch eine Infektion dazugesellt, etwa weil die lokale Immunität abnimmt, kann selbst eine einfache Unterkühlung zur Entstehung lang anhaltender Erkrankungen führen. Typisch sind:

Harnblasenentzündung (Zystitis), Harnröhrenentzündung (Urethritis) und Endometriose (Zystenbildung und Entzündungen, vor allem am Eierstock – eine der häufigsten Unterleibserkrankungen der Frau –, am Darm oder am Bauchfell). All dies zeigt, wie komplexe und schwer behandelbare Stauprozesse entstehen können, auch wenn deren Genese letztlich ganz einfache, in der persönlichen Lebensweise begründete Ursachen haben kann.

Psychosomatisch bedingte Beschwerden

Niemand wird heute bestreiten, dass Beschwerden mit den weiblichen Organen ihre Entstehung oft in psychischen Problemen haben, die – ob direkt oder indirekt – mit der persönlichen Geschichte und der psychosozialen Situation der Frau in Verbindung stehen. Für alle psychosomatisch bedingten Leiden muss die Lösung speziell auch im psychotherapeutischen Bereich gesucht werden, sodass wir uns hier auf Grundsätzliches beschränken. Die Ursachen für körperliche Beschwerden beruhen häufig auf zwei psychischen Problemkomplexen:

- **Probleme mit dem eigenen Selbstbild:** chronische Unzufriedenheit mit sich selbst, dem Partner und/oder der familiären Konstellation. Gesundheitliche Sorgen, Angst vor der Zukunft, Sorgen um die Kinder, gefühlte existenzielle Bedrohungen
- **Probleme mit der eigenen Sexualität:** Sex als Pflicht, Orgasmusprobleme, Ekelgefühle beim Liebesakt, Angst vor Schwangerschaft oder davor, nicht schwanger werden

zu können. Frauen, die sexuelle Übergriffe erlebt haben, entwickeln häufig traumatische Störungen.

Typische psychosomatische Symptome treten nicht selten nach dem Liebesakt auf: Blasenentzündung, Genitalherpes, Hämorrhoiden, Vaginalpilz, die durchaus chronisch werden können. Dann ist es sehr sinnvoll, begleitend zur medizinischen Behandlung, eine Traumaauflösung durchzuführen. Die Verdrängungsmechanismen sitzen oft so tief, dass es unmöglich ist, selbst darauf zu kommen.

Zu diesem Thema gibt Lumiras Buch *Lebe deine weibliche Kraft* wertvolle Aufschlüsse, speziell aus Sicht weiblichen Heilwissens.

Durchblutung fördern, die weibliche Energie befreien

Vermutlich alle traditionellen medizinischen Systeme betonen, dass der Fluss vitaler Energie von entscheidender Bedeutung für die gesunde Ganzheit von Körper, Geist und Seele ist. Obwohl schulmedizinisch nicht erfasst, ist der Energiefluss im gesamten Organismus für unsere Betrachtungsweise ein Faktor von herausragender Bedeutung. Daher ist immer wieder von der einen oder anderen Form von »Stau« die Rede, sobald es um konkrete Beschwerden geht.

Wo die vitale Energie nicht ungehindert und harmonisch fließt, ist in der Regel auch die Durchblutung gestört. Ohne den »Stau« zu beseitigen, wird sich auch die Durchblutung nicht normalisieren. Andersherum: Sobald der energetische Stau gelöst ist, wird sich die Durchblutung tendenziell von selbst regulieren. **Wir helfen dem Körper, sich selbst zu regenerieren!**

Die spezifisch »weibliche Kraft« unterliegt aufgrund der heute üblichen Lebensweise chronischen Beeinträchtigungen. Wir haben in diesem Zusammenhang unter anderem auf den Aspekt von Ernährung und körperlicher Bewegung verwiesen. Auch Sex spielt eine wichtige Rolle: Ihn nicht zu haben oder verkrampft zu erleben erzeugt in der Regel nicht nur psychischen Stress, sondern beeinträchtigt physiologisch auch die Stoffwechselprozesse im Beckenbereich der Frau, weil das venöse Blut und die Lymphe nicht optimal abtransportiert werden.

Die altrussische Volksmedizin empfiehlt hier Honig-, Schröpf- und Klatschmassagen am unteren Rücken und Bauch sowie am Gesäß und an den Oberschenkeln. Eine weitere sinnvolle Maßnahme ist die sogenannte innere Massage. Dafür stehen heute moderne Hilfsmittel zur Verfügung wie Massagestäbe und -kugeln aus Silikon. Innere Massage kann nie ein vollständiger Ausgleich für bewegungsarmen Lebensstil sein, sie kann aber sehr wohl für verbesserte Durchblutung der weiblichen Organe sorgen.

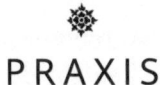

PRAXIS

Für die Vaginalmassage geeignet ist ein Massagestab mit Vibrationsfunktion. Eine Massage von fünf bis sieben Minuten abends im Bett verbessert die Durchblutung spürbar und kann dir besseren Schlaf schenken. Morgens bietet sich die

Anwendung der Silikonkugel an, während du dich für den Tag fertig machst.

Eine verbesserte Durchblutung der weiblichen Organe wirkt sich spürbar auf die Stimmungslage aus. Dank der Lösung von Stauprozessen im Becken entspannt sich auch das Gesicht. Mit dem Gefühl persönlicher Attraktivität wird auch dein Selbstbewusstsein gestärkt! Wenn es auch nicht in der eigentlichen Absicht der Maßnahme liegt, kann das Gefühl leichter Erregung doch als Bonus genossen werden.

TIPP

Die Kugel kann auch in Verbindung mit Beckengymnastik genutzt werden.

Beckenbodenmuskulatur durch Übung stärken

Im alten Russland wurden Techniken zur Beckenbodenstärkung von Frau zu Frau weitergegeben. Die jungen Frauen erlernten diese Techniken vor der Heirat, auch im Sinne der Förderung einer gesunden Sexualität. Heute spielen die modernen Medien eine dominante Rolle, und die natürliche Sexualität wird in ein negatives Bild gerückt, etwa durch Pornofilme und Ähnliches, was glauben macht, dass häufiger Partnertausch zum Status gehört. Es wäre wünschenswert, die alten Bräuche wiederaufleben zu lassen, denn wo und wie sollte eine junge Frau die »Kunst des Frauseins« besser erlernen können als aus erster Hand, von ihren eigenen Ahninnen?

Ein Training der Beckenbodenmuskulatur beugt Harninkontinenz, Hämorrhoiden, Stuhlinkontinenz, Entzündungsprozessen der weiblichen Organe, Senkungen der Bauchorgane und der Stagnation von venösem Blut vor. Auch trägt es zur gesunden Durchblutung der Genitalorgane, einer schmerzarmen Geburt und nicht zuletzt einem guten Gefühl während des Geschlechtsaktes bei.

TIPP

Bevor du mit den Beckenbodenübungen beginnst, solltest du dich vergewissern, dass du auch weißt, wo genau sich die Beckenmuskeln befinden. Es geht so: Auf der Toilette sitzend, bringe die Beine etwas auseinander und entspanne dich während des Wasserlassens. Versuche dann, den Wasserfluss zu stoppen, **ohne die Beine anzuspannen**. Du wirst die Spannung einer Reihe intimer Muskeln spüren. Wenn du presst, arbeiten diese Muskeln, zusammen mit den Gesäß- und inneren Oberschenkel- sowie Bauchmuskeln.

Falls es beim ersten Mal nicht klappen sollte, bedeutet dies womöglich, dass die Beckenbodenmuskulatur unterentwickelt ist. Dann ist ein Beckenbodentraining unbedingt zu empfehlen.

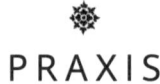

PRAXIS

Beckenbodenübungen

1. Setz dich auf einen Stuhl. Spanne die Muskeln an, wie um das Wasserlassen zu stoppen. Zähle langsam bis drei. Entspanne dich. Allmählich die Anspannung auf etwa 20 Sekunden erhöhen und dann wieder entspannen.

2. Spanne deine Beckenmuskeln an, und lass gleich wieder los. In hohem Tempo spannen und entspannen, es fühlt sich an wie ein Pulsieren. Anfangs zehnmal, allmählich bis auf 50-mal steigern. Führe diese Übung zwei- bis dreimal täglich durch.

3. Spanne die Vaginalmuskeln an, wie um das Wasserlassen zu stoppen, und lass wieder los. Spanne jetzt den Anusmuskel an, und lass wieder los. Wechsle rhythmisch von Vagina zu Anus. Wiederhole es zehnmal und dreimal täglich.

4. Lege dich auf den Rücken, die Beine etwas angewinkelt, Fußsohlen auf dem Boden. Bringe dein Gesäß hoch. Streiche mit dem Finger kräftig in dieser Position über deinen Bauch vom Schambein zum Bauchnabel hin. Stell dir vor, wie die Beckenorgane sich entspannen und von selbst optimal positionieren.

Geburt

Zu gebären ist ein Ereignis, auf das sich der weibliche Körper während der gesamten Schwangerschaft sorgfältig und mit hoher Intelligenz vorbereitet. Dafür verfügt er von Natur aus über alle notwendigen Ressourcen und Funktionen. Noch bis vor wenigen Jahrzehnten brachte eine Frau in der Regel ihre Kinder ohne besondere medizinische Eingriffe zur Welt. Wenn die Schwangerschaft normal verläuft, besteht auch kein Grund zur Sorge, dass bei der Geburt etwas nicht normal verlaufen könnte. Natürlich kann immer etwas eintreten, das nicht vorhersehbar war.

Dauer und Verlauf der Wehen hängen von vielen Umständen ab. In der Regel sind es neun bis elf Stunden für die erste und vier bis neun Stunden für weitere Geburten. Wenn währenddessen keine Abweichungen von einem gesund ablaufenden Prozess vorliegen, besteht eigentlich kein Grund zur Einmischung. Bei einer Hausgeburt ist für angemessene persönliche Vorbereitung zu sorgen; die Geburt selbst sollte unter Aufsicht von Spezialisten, also mindestens einer ausgebildeten Hebamme mit Praxiserfahrung, stattfinden.

Jede Frau sollte wissen, was auf sie zukommt: nicht nur physisch, sondern auch emotional. Für die Geburtsvorbereitung gibt es spezielle Kurse, die unbedingt zu belegen sind. Wenn es so weit ist, sollte die Frau sich auf ihr Gefühl verlassen, in welcher Position sie gebären will. Wenn sie ihrer Intuition folgt, ist eine medikamentöse Schmerzlinderung fast nie erforderlich.

Wenn das Kind da ist, sollte man die Nabelschnur nicht sofort durchtrennen, wie es im Krankenhaus heute leider oft praktiziert wird. Solange durch den Nabel noch Blut pulsiert, ist das Kind noch mit dem Kreislauf der Mutter verbunden, und eine sofortige Durchtrennung ist eine traumatische Erfahrung. Am besten wird das Kind der Mutter jetzt in den Arm gelegt. Ihre Körperwärme und Fürsorge schenken ihm Geborgenheit und erleichtern den plötzlichen Eintritt in eine völlig neue Welt. Und nicht nur für das Kind, auch für die Mutter kann es eine traumatische Erfahrung sein, wenn ihr Neugeborenes ihr abrupt zum Wiegen und Messen weggenommen wird. Es gibt keinen vernünftigen Grund, dies nicht erst nach einer Stunde Ruhe- und Gewöhnungszeit zu erledigen. Sobald die Pulsation im Bauchnabel aufhört und der Mutterkuchen herauskommt, kann man die Nabelschnur durchtrennen.

Wechseljahre?

Hinter dem Begriff Wechseljahre steht eine schwere Last an Erwartungen und Missverständnissen, vor allem die Angst vor Befindlichkeitsstörungen und dem Älterwerden (deshalb das Fragezeichen in der Abschnittsüberschrift). Diese Angst gilt als normal. Aber ist sie auch natürlich?

Gestatten wir uns einen Blick in die Natur. Für die Lebensdauer eines Tieres gilt die Faustregel: die Anzahl der Lebensjahre bis zur Geschlechtsreife mal zehn. Hunde und Katzen sind geschlechtsreif mit einem bis eineinhalb Jahren und leben in der Regel 10 bis 15 Jahre; Bären erreichen die Geschlechtsreife mit drei bis vier Jahren und kommen auf ein durchschnittliches Lebensalter von 30 bis 40 Jahren. Finden Tiere sehr günstige Lebensbedingungen vor und bleiben sie gesund, kann man die interessante Beobachtung machen, dass sie die »normale« Lebensdauer weit überschreiten. Jeder kennt Fälle von Hund und Katze, die bis zu 20 Jahren und länger lebten.

Eigentümlicherweise gibt es keine Menschen, die in ähnlichem Maße alt werden. Schon die oben erwähnte Faustregel greift nicht, denn dann müssten wir alle normalerweise deutlich über 100 Jahre leben. Weiterhin fällt auf: Tiere sind praktisch bis zu ihrem Ableben zeugungsfähig. Wechseljahre? Menopause? Von wegen! Da stellt sich doch die Frage: Warum ist das beim Menschen nicht so? Nun gibt es immer wieder Frauen, die noch im siebten Lebensjahrzehnt geboren haben, und das ohne künstliche Hilfsmittel. Männer haben noch im achten, sogar neunten Lebensjahrzehnt gezeugt. In abgelegenen Regionen Sibiriens gibt es nicht wenige, die noch mit weit über 70 Jahren menstruieren. (Wobei das Kinderkriegen nach 60 möglichst vermieden wird, schon wegen der Härten des Lebens so weit abseits von den »Segnungen der Zivilisation«.)

Diese Beobachtungen lehren, dass es einen Zusammenhang der allgemeinen Lebensweise des Menschen mit der Fruchtbarkeit der Frau und der Zeugungsfähigkeit des Mannes gibt. Zudem befrachtet unsere Gesellschaft insbesondere die Frauen mit unterbewussten Programmierungen, die sie auf bestimmte Erwartungen hinsichtlich ihrer Fruchtbarkeit und Gebärfähigkeit festlegen. Auch die ärztliche Erfahrung lehrt: Wenn ein Paar Probleme hat, sich seinen Kinderwunsch zu erfüllen, wird die »Schuld« zuerst meistens bei der Frau gesucht. Frauen leiden besonders schwer unter der selbstverständlichen Erwartung, dass ihre Zeit begrenzt ist, ein Kind zu bekommen.

Auf natürlicher Grundlage verläuft das Leben in einem vorgegebenen physiologischen Rhythmus: Schlaf, Bewegung, Essen, Reproduktion – immer nach Bedarf. Tiere haben keine Gedankenprogramme, und je natürlicher ein Mensch lebt, desto weniger Probleme bereitet er sich durch ein Denken, das Stress, Ängste, negative Denkweisen und Erwartungen hervorbringt. Das psychophysische Problembündel, unter dem Frauen in den Wechseljahren allgemein leiden, dürfte in sich zusammenfallen, wenn frau nur die enorme Erwartungslast abwerfen könnte, die sich mit ihrer Rolle als Frau verbindet. Zählen wir nur einige dieser schrecklichen Erwartungen ganz ungeschminkt und schamlos auf:

- Wenn ich schwanger werde, könnte ich ein behindertes Kind bekommen.
- Nach der Schwangerschaft werde ich dick, mein Busen wird schlabbrig.
- Mein Partner verlässt mich, das Geld wird knapp, ich werde mit der ganzen Situation überfordert sein und nie mehr einen Mann bekommen.
- Im Klimakterium werde ich unter Menstruationsstörungen, Hitzewallungen, Schlafstörungen und anderen Symptomen leiden.
- Je älter ich werde, desto mehr werde ich meine Attraktivität verlieren und nie mehr geliebt werden.

Im Kapitel »Geistige Gesundheit« wurde in grundsätzlicher Form auf die immense Bedeutung von mentaler Arbeit an sich selbst hingewiesen. Die dortigen Übungen sind ein Wegweiser, um aus dem »Gedankengefängnis« zu entkommen. Das ist nicht einfach, aber es ist machbar!

Es gibt immer wieder motivierende Beispiele, die Hoffnung machen, weil sie aufzeigen, wie wunderbar der Körper reagiert, wenn der Seele Flügel wachsen. Zum Beispiel, dass es immer mehr Frauen »jenseits der Wechseljahre« gibt, die sich bis über beide Ohren verlieben und plötzlich wieder menstruieren! Ein extremes Beispiel, gewiss. Es ist ja auch nicht unbedingt gewollt, dann noch ein Kind zu bekommen, zeigt aber doch eines:

»Wechseljahre« ist ein gesellschaftliches Konzept. Die Natur hat ihre eigene Meinung. Sie muss sich nicht um Konzepte scheren, wenn ihr freier Lauf gelassen wird.

Auch wenn es der Schulmedizin schwerfällt, eine so radikale Behauptung zu akzeptieren: Eigentlich liefert sie sogar selbst die Argumente für deren Bestätigung. Auftreten und Verlauf der Menopause stehen in direktem Zusammenhang mit der Sexualhormonproduktion durch die Eierstöcke. Die Hormondrüsen, die Hormone produzieren, werden vom Zentralnervensystem gesteuert. Und wenn das Zentralnervensystem nun meint, wir sollten uns weiter vermehren, dann wird es entsprechende Signale aussenden. Solange die Eierstöcke noch nicht atrophiert sind, kann es auch wieder zur Menstruation kommen.

Im Sinne der Absichten, die sich mit diesem Buch verbinden, wollen wir einige konkrete Ratschläge geben, wie frau in diese Richtung arbeiten kann, ohne sich irgendwelchen Druck zu machen.

PRAXIS

Selbsthilfe zur Unterstützung von Gebärmutter und Eierstöcken

Eine Verbesserung des physiologischen Zustands von Eierstöcken und Gebärmutter beginnt mit deren verbesserter Durchblutung. Im Rahmen der Reflextherapie empfiehlt sich das **Schröpfen** am unteren Rücken und die Bauchselbstmassage mit Silikonschröpfen, um die Verwachsungen zu lösen. **Honigmassage** an Bauch, unterem Rücken und Gesäßmuskel arbeitet den weiblichen Organen im Unterleib zu, ebenso **Klatschmassage** an Gesäß und Hüfte und Hirudotherapie an Steißbein und Perineum. Atmung mit dem Bauch ist ebenfalls hilfreich.

Hinweis

Lebens- und Wohlfühlregeln für die Frau

1. *Täglich ausreichend reines Wasser trinken. Auf 35 Kilogramm Körpergewicht kommt ein Liter Wasser.*

2. *Darauf achten, den Körper nicht zu übersäuern, und mindestens vier-, besser bis zu sechsmal im Jahr eine Körperreinigung durchführen. Hinweise an den einschlägigen Stellen dieses Buches nutzen.*

3. *Neben einer basischen Ernährung kann die Zugabe von Nahrungsergänzungsmitteln sinnvoll sein. Bitte nicht einfach irgendwelche Vitamine kaufen, sondern zuvor mit einem Arzt besprechen.*

4. *Auf Genussmittel wie Alkohol, Kaffee, Zigaretten, Zucker ganz verzichten.*

5. *Ausreichend Bewegung ist unverzichtbar und sollte fest in den Tagesablauf integriert werden: Spaziergänge an der frischen Luft, Kniebeugen, sich bücken und strecken, Pilates, Beckenbodenübungen.*

6. *Positive Gedanken hegen und pflegen, geistige Klarheit und Entspannung hochhalten, die eigenen Ziele nicht aus den Augen verlieren, zukunftsorientiert leben.*

7. *Genügend Schlaf, eine gute, stabile Balance zwischen Arbeits- und Ruhephasen.*

Basische Ernährung

Darauf wurde schon verschiedentlich eingegangen. Für die Frau ist sie umso wichtiger, sobald sie keine Monatsregel mehr hat, denn damit entfällt eine natürliche Körperreinigung.

Basische Ernährung ist idealerweise vegane Ernährung mit

- hohem Gemüseanteil mit viel Grün (70 bis 80 Prozent auf dem Teller).

- Der verbleibende Anteil könnte aus Hülsenfrüchten und glutenfreiem Getreide, Nüssen und Samen, pflanzlichem Eiweiß, Algenprodukten und kalt gepressten Ölen bestehen.
- Viel reines Wasser! Ein Liter auf 35 Kilogramm Körpergewicht über den Tag verteilt.
- Nahrungsergänzungsmittel wie Omega-3-Fettsäuren, B-Vitamine. Mineralkomplexe natürlichen Ursprungs unterstützen den Körper bei der Entsäuerung.

Milchprodukte tierischer Herkunft sollten am besten ganz weggelassen werden. Laktovegetarismus ist unserer Ansicht nach zu vermeiden. Wenn jemand auf Fleisch, Fisch und Eier nicht verzichten möchte, dann sollten sie in Bioqualität und in der Menge stark reduziert gegessen werden – stets auch in Verbindung mit viel frischen Kräutern, Salat und Gemüse (im Verhältnis von ungefähr 30 Prozent Fleisch und 70 Prozent Gemüseanteil).

TIPP

Es versteht sich, dass Genussmittel wie Kaffee, Alkohol, Zigaretten und Zucker grundsätzlich schädlich sind. Eine Frau aber bezahlt dafür nicht nur mit einem Verlust an Vitalität, sondern auch an Attraktivität.

Schöne und gesunde Brüste

Die Brüste gehören zum kostbarsten Besitz einer Frau. Und wenn wir über die Gesundheit der weiblichen Brüste sprechen, müssen wir mit so banalen Dingen wie dem Büstenhalter anfangen. Ihn ständig zu tragen bedeutet, den natürlichen Fluss der Gewebeflüssigkeiten zu behindern. Stauungen der Lymphe und in den Kapillaren, den kleinen Blutgefäßen, verursacht insbesondere ein Push-up-BH, der mit einem harten Teil von unten her die Brüste einquetscht.

TIPP

Im Prinzip sollte überhaupt kein BH getragen werden. Allenfalls sollte ein Sport-BH benutzt werden. Beim Kauf ein oder zwei Größen höher gehen (hast du beispielsweise Größe 38, solltest du Größe 40 kaufen).

Dem Wunsch nach persönlicher Attraktivität sollte jedenfalls nicht die Gesundheit geopfert werden; im Übrigen ist das ständige Tragen eines Büstenhalters der Schönheit der Brüste nicht eben zuträglich. Einen Push-up-BH zu tragen sollte besonderen Anlässen vorbehalten sein. Mehr darüber in *Lumiras Schönheitsbuch*.

TIPP

Unmittelbar nach dem Ablegen des Büstenhalters hilft Vibrogymnastik, um den Lymphfluss wieder in Bewegung zu bringen. Wenn dabei die Brust mit der Hand etwas gestützt wird, macht das die Vibration angenehm. Ein leichtes Abklatschen von Brüsten und Unterarmen löst den Stau und erhöht das Wohlgefühl danach. Zur regelmäßigen Pflege nutze die Honigmassage.

Weibliche Brüste sind zum Anfassen da

Für Säuglinge sind die Brüste der Mutter eine großartige Sache. An den Brüsten wird gesaugt und gezogen, sie werden angefasst und gebissen. Das tut nicht nur dem Kind gut, sondern auch den Brüsten der Mutter, weil das Gewebe dabei auf natürliche Weise massiert wird. Wenn eine Frau erst ein Kind bekommt oder gar nicht gebiert, geht ihren Brüsten diese positive Einwirkung ab. Aber schließlich lieben auch die Männer Frauenbrüste. Sie sollten da ein wenig nachhelfen! Die folgende Übung ist auch für sie gedacht.

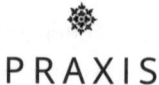

PRAXIS

Die Hände auf beide Brüste legen, Finger und Handflächen ein bis zwei Minuten kreisen lassen und das Gewebe behutsam kneten.

Deo – ein wahrer Frauenfeind

Warum heißt es wohl »Wir beide können uns gut riechen!«? Eben deshalb, weil es von der Natur so eingerichtet ist, dass jeder Mensch eine ganz natürliche, individuelle Duftnote besitzt. Sie ist so unverwechselbar wie die Farbe von Haut und Augen und spielt eine bedeutsame Rolle bei der Partnerwahl, selbst wenn es uns nicht bewusst wird.

Dies gilt auch und gerade für den Schweiß, der in der modernen Welt in dem Ruf steht zu »stinken«. Was jedoch Unsinn ist, denn frischer Schweiß ist (fast) geruchlos. Zum Geruchsproblem wird nur alter, angetrockneter Schweiß. Der aber sitzt in den Kleidern, denn die Haut selbst verfügt in Zusammenarbeit mit frischer Luft über natürliche Reinigungsprozesse, die uns gut und gern ohne Hygieneproblem über den ganzen Tag bringen würden. Das genügt dem modernen, hochzivilisierten Menschen aber nicht. Damit seine Mitwelt künstliche Gerüche einatmen kann, die von seinem Körper ausgehen, will er selbst geruchsfrei bleiben. Und da beginnt das Problem. Widmen wir uns seinem wohl bedenklichsten Teil: dem Deodorant.

Herkömmliche Deos enthalten Aluminiumsalze, die unsere Schweißporen verschließen. Die natürliche Sekretion der Haut wird damit gehemmt und gestaut. Hinzu kommt ein ganzes Arsenal weiterer chemischer Zusätze, die durch die Haut ins Körperinnere gelangen. Sie belasten nicht nur Lymphe und Blutfluss, sondern lagern sich in den Brustdrüsen der Frau an. Dieser Prozess steht im Verdacht, das Brustkrebsrisiko zu erhöhen.

Sogenannte Naturdeos sind Geruchsdämpfer und nicht so wirksam, weil wir weiter schwitzen. Aber das tun wir ja nicht etwa umsonst. Schwitzen ist ein wichtiger Regulationsprozess, durch den der Körper die Körpertemperatur ausgleicht, sich vor Bakterien schützt, reinigt und überschüssige Säuren ausscheidet. All diese Funktionen werden durch reguläre Deos tendenziell unterbunden; dann also, wenn es gar nicht anders geht, lieber Naturdeo und mehrmals am Tag auffrischen. Optimal aber wäre es, die Achsel stattdessen mit kaltem Wasser zu waschen und gegebenenfalls die Kleidung zu wechseln. Eine Frau sollte sich selbstbewusst darauf verlassen, dass von ihrem Körper eine natürlich anziehende Duftnote ausgeht!

Pflanzen für die Frau

In der altrussischen Volksmedizin wusste man um die Heilkraft vieler Kräuter und dass ganz bestimmte davon sich besonders auf die Gesundheit der Frau positiv auswirken. Die moderne Wissenschaft hat dieses uralte Erfahrungswissen vielfach bestätigt. Dabei geht es um Phytoöstrogene, also pflanzliche Substanzen, die dem weiblichen Sexualhormon Östrogen ähneln. Bestimmten Rezepturen schrieb man zu, dass sie den weiblichen Körper jung erhalten. Dass Phytoöstrogene einen hormonellen Mangel ausgleichen helfen, wird auch ärztlicherseits bestätigt.

Kräutertees kommen immer mehr in Mode, weil sie generell als gesund gelten, egal in welcher Menge und Dosierung. Dem ist aber nicht so! Kräuter sind und bleiben Medizin. Zu viel kann auch hier ungesund sein. Immer sollte man einer sachkundigen Empfehlung folgen, die dem erwünschten Effekt Rechnung trägt. Zur Prophylaxe und allgemein zur Gesundheitspflege ist zweimal täglich ein Viertelliter Kräutertee völlig ausreichend. Um den Körper mit ausreichend Wasser zu versorgen, sollte Wasser ohne Zusätze getrunken werden. Werden Kräutertees über längere Zeit genossen, ist das Kraut im monatlichen Rhythmus zu wechseln. Die Natur macht es uns vor: Jedes Kraut wächst zur rechten Zeit – nämlich dann, wenn unser Körper es jahreszeitlich bedingt auch braucht. Wenn wir Kräuter für den Winter vorbereiten, sollten wir für Abwechslung sorgen, also jede Woche die Kräutermischung wechseln.

Im Folgenden einige Rezepturbeispiele:

Salbei

Hilft gegen Schwitzattacken während der Wechseljahre: Einen gehäuften Teelöffel Salbeiblätter mit einer Tasse (250 ml) kochendem Wasser übergießen und 10–15 Minuten ziehen lassen. Ein bis zwei Tassen am Tag immer frisch zubereitet trinken, als Kur vier Wochen lang.

Salbei schmeckt nicht nur als Tee sehr lecker, sondern kann auch als Gewürzkraut in der Küche genutzt werden. Es genügen ein paar geschnittene Blätter zu Bratkartoffeln oder in Salat und Pesto.

Mistel

Die Pflanze ist in der Apotheke erhältlich. In Deutschland ist sie geschützt und darf nicht gesammelt werden. Die Mistel enthält Phytohormone, die den sinkenden Hormonspiegel ausgleichen können. Somit ist sie unterstützend bei Hitzewallungen und wirkt beruhigend auf das Gemüt. Die Mistel hat auch eine regulierende Wirkung auf den weiblichen Zyklus.

Einen gehäuften Teelöffel Mistel über Nacht in einem Viertelliter kalten Wassers ziehen lassen. Morgens durch ein Sieb geben und aufwärmen (nicht kochen!).

Frauenmantel

Ein volksmedizinischer Klassiker gegen Frauenleiden. Als Tee trinkt man die Pflanze vor, während und nach der Periode. Auch bei allgemeinen Unterleibsbeschwerden (Krämpfe, Ziehen im unteren Rücken), Abgeschlagenheit, Gereiztheit und Kopfschmerzen. Während der Wechseljahre kann der Tee pro Monat eine Woche lang getrunken werden.

Einen Esslöffel Kraut mit einem Viertelliter kochenden Wassers überbrühen und zehn Minuten ziehen lassen. Zwei Tassen am Tag trinken.

Rotklee

Alle kennen den ganz gewöhnlichen Wiesenklee, der auch im Garten wächst. Rotklee hat Kräuterqualität und wirkt ausgleichend auf die weiblichen Hormone, weil er Isoflavone enthält, die dem weiblichen Östrogen sehr ähnlich sind. Als Tee bei Hitzewallungen und Stimmungsschwankungen: Einfach ein paar Blüten und Blätter mit heißem Wasser überbrühen und zehn Minuten ziehen lassen. Die Blumen und Blätter kann man auch frisch zum Salat geben.

TIPP

In Bioläden und Reformhäusern werden fertige Teemischungen für die Frau angeboten. Such dir ein paar Mischungen aus, und genieße eine bis zwei Tassen täglich.

Schlusswort

Liebe deinen Körper –
dein Körper ist dein Weg zu deiner Vollkommenheit.

Lumira

Wir hoffen, unser Buch hat dich inspiriert und dir manche neue Sichtweise eröffnet.

Wir wünschen dir viel Spaß beim Ausprobieren und Anwenden unserer Hausrezepte und Anregungen aus der altrussischen Medizin.

Bitte befolge auch die Vorsichtsgebote! Dies ist prinzipiell ein Selbsthilfebuch, aber wenn wir im Einzelfall dazuschreiben, dass ein Arzt hinzugezogen werden sollte, solltest du das unbedingt beherzigen!

In diesem Sinne wünschen wir dir eine stabile Gesundheit, geistige Klarheit und unversiegliche Freude am Leben.

Herzlichst
Lumira und Timofej Karmatskich

Besuche uns im Internet:
www.lumira.de
www.karmatckikh.com
und im YouTube-Kanal: Lumira Healing

Bücherempfehlungen

Gesund und jung durch richtige Ernährung
Jung und schön mit Lumira
Erneuere deine Zellen
Lebe deine weibliche Kraft
Lumiras Schönheitsbuch
jeweils von Lumira

Bildnachweise